Kokosöl

Das Wunder-Öl in der täglichen Praxis

von

Michael Iatroudakis

Bibliografische Informationen der Deutschen Nationalbibliothek: Die Deutsche Nationalbibliothek verzeichnet diese Publikation in der Deutschen Nationalbibliografie; detaillierte bibliografische Daten sind im Internet über dnb.d-nb.de abrufbar.

Hinweis:

Diese Publikation wurde nach bestem Wissen recherchiert und erstellt. Verlag und Autor können jedoch keinerlei Haftung für Ideen, Konzepte, Empfehlungen und Sachverhalte übernehmen.

Die publizierten Tipps und Ratschläge sind als Hilfen zu verstehen, um jeweils zu eigenen Lösungen zu kommen. Bei offenen Fragen kontaktieren Sie bitte Ihren Hausarzt.

Das Buch ersetzt nicht eine medizinische Behandlung / Therapie oder eine krankheitsbedingte Ernährungstherapie / Beratung. Der Autor und der Verleger können keine absolute Garantie für Ihr persönliches Ergebnis übernehmen. Sie handeln in allen Fällen eigenverantwortlich.

Als Leserin und Leser dieses Buches möchten wir Sie ausdrücklich darauf hinweisen, dass keine Erfolgsgarantien oder Ähnliches gewährleistet werden können. Auch kann keinerlei Verantwortung für jegliche Art von Folgen, die Ihnen oder anderen Lesern im Zusammenhang mit dem Inhalt dieses Buches entstehen, übernommen werden.

Der Leser ist für die aus diesem Buch resultierenden Ideen und Aktionen selbst verantwortlich.

Inhaltsverzeichnis:

Einleitung

Die Kokosnuss feiert zurzeit ein riesen Comeback und das völlig zu Recht...

Wie vielschichtig die Kokosnuss ist, habe ich bereits in meinen Buch: **"Die Kokosnuss: Die Wunderfrucht von den Tropen"** ausführlich erläutert. Darin lag der Schwerpunkt auf den Anwendungsmöglichkeiten der Kokosnuss in Verbindung mit einer abwechslungsreichen und gesunden Ernährung.

Dass aber die Kokosnuss bzw. das Kokosnuss-Öl auch außerhalb des Körpers seine (zahlreiche) Anwendung findet, das möchte ich mit diesem Buch mit Ihnen heute entdecken.

Ob Sie Kokosnussöll nutzen um Ihre Haare zu pflegen, Ihre Haut zu verjüngen oder ob sie das Öl als natürliches Deodorant benutzen, oder gar als Raumduftspender verwenden, das liegt am Schluss letztendlich bei Ihnen.

Auf jedenfall sollten Sie ab jetzt die Kokosnuss als ein Allroundtalent betrachtet, die mehr kann als nur ein leckeres Gericht verfeinern.

Ich hoffe sehr, dass Sie den größtmöglichen Nutzen aus diesem Buch ziehen können und wünsche Ihnen viel Spaß beim Lesen und jede Menge Inspiration.

Ihr
Michael Iatroudakis

Kokosnussöl macht die Haare schön

Aufgrund des hohen Gehalts an Laurinsäure gehört das Kokosnussöl zu den Laurinölen und bildet aufgrund seiner Eigenschaften oftmals die Basis für Shampoos. Das Kokosnussöl verfügt über eine feuchtigkeitsspendende Wirkung und einen kühlenden Effekt, wobei es allerdings kaum in die Haut eindringt. In Asien hat das Kokosnussöl als Haarpflegemittel bereits eine lange und sehr vielfältige Tradition.

Besonders in Indien ist das Kokosnussöl sehr begehrt, erzählte mir eine dort lebende Bekannte. Inderinnen sind bekannt für ihr wunderschönes und glänzendes Haar. Selbst sehr langes Haar sieht dort gesund, dicht und strahlend aus. Als Europäerin kann man da schon einmal neidisch werden - muss man aber nicht. Denn meine Bekannte erwähnte ebenso, dass die indischen Tricks zur Haarpflege ebenso wirksam wie auch schlicht seien.

Auch hierzulande lassen sich diese Kniffe leicht umsetzen. Für viele Inderinnen gehört es zur Routine, das Haar ein oder zweimal die Woche zu waschen und es dann an der Luft trocknen zu lassen. Zudem setzen Inderinnen bei der Haarpflege verstärkt auf Öl-Kuren. Zu den verwendeten Ölen gehört ebenso das erwähnte Kokosnussöl.

Gerade für strapaziertes Haar ist eine Anwendung mit Kokosnussöl eine wahre Wohltat. Durch Stylen und den Einsatz von Hitze wie beim Föhnen oder Glätten entsteht Spliss, das Haar wirkt trocken und spröde und verliert einfach seinen natürlichen Glanz. Weiterhin kann ebenso die Kopfhaut strapaziert werden, was sich durch ein unangenehm juckendes Gefühl äußert oder die Kopfhaut sogar zum schuppen neigt. All dies sind Symptome, die eine Behandlung mit Kokosnussöl nahelegt.

Naturlocken sind wunderschön, aber leider auch sehr pflegebedürftig und mitunter auch recht widerspenstig. Wenn einmal wieder ein Bad Hair Day eintreten sollte, an dem die Locken machen was sie wollen und einfach nicht sitzen möchten, lässt sich auch hier mit Kokosnussöl Abhilfe schaffen. Hierzu bedarf es nur wenig Öl. Die Betonung liegt hier wirklich auf eine kleine Menge, welche in den Händen verrieben wird, um es flüssiger zu machen. Anschließend wird das handwarme Kokosnussöl in die Spitzen und den unteren Teil der Locken eingeknetet. Hierbei die Haare nicht Strähne für Strähne nach unten ziehen, um das Öl zu verteilen, sondern schön kräftig einkneten, um die Locken zu definieren.

Der Einsatz von Kokosnussöl ist weder besonders zeitaufwendig noch kompliziert. Dafür jedoch umso effektiver für schöne Haare. Zuerst sollte das Haar wie gewohnt gewaschen und gründlich ausgespült werden. Das Öl wird in die noch feuchten Haare einmassiert, vorzugsweise ausschließlich in die Spitzen, da diese die meiste Pflege benötigen. Dazu einfach das Kokosnussöl in den Händen verteilen. Wenn es in der Verpackung eine feste Konsistenz hat, wird es durch das Verreiben in den Handflächen weich und flüssig. Für die Spitzen reicht schon eine kleine Menge, etwa so viel, wie man mit der Fingerspitze aufnehmen kann.

Das Kokosnussöl einfach gleichmäßig einkneten und ausreichend lange einwirken lassen. Wenn die Möglichkeit gegeben ist, kann das Kokosnussöl auch über Nacht einziehen, ansonsten genügt auch eine Einwirkzeit von etwa einer Stunde. Danach muss das Öl wieder gründlich ausgespült und das Haar erneut mit Shampoo ausgewaschen werden. Eine Über-Nacht-Einwirkung kann auch als Haarkur regelmäßig eingeführt werden.

Aber nicht nur bei glanzlosem Haar und porösen Spitzen ist Kokosnussöl einsetzbar. Wer unter Schuppen leidet, kann mit dem Öl ebenso positive Effekte erzielen. Dazu kann vor einer Haarwäsche etwas Kokosnussöl in die Kopfhaut einmassiert werden. Eine mehrmalige Anwendung pro Woche empfiehlt sich hier. Das Öl etwa eine Stunde einwirken lassen und dann wie gewohnt die Haar waschen.

Dank der im Kokosnussöl enthaltenen Laurinsäure kann sogar Haarausfall gemindert werden. Wie ich mittlerweile von einer europäischen Freundin erfahren habe, die nun eine Weile schon mit Kokosnussöl für ihre Haare verwendet, wachsen ihre Haare gleichmäßiger in den Längen, ohne dass die Spitzen beim Waschen schnell ausdünnen.

Eine regelmäßige Anwendung von Kokosnussöl hat noch weitere positive Nebeneffekte auf die Haare. So werden diese weitaus kämmbarer und lassen sich leichter stylen, was sich gerade bei sehr widerspenstigem und krausem Haar bemerkbar macht. Zudem laden sich die Haare nicht mehr so leicht auf und das Problem der „fliegenden Haare" wird gemindert. Nicht zuletzt riechen die Haare einfach besonders angenehm.

Bei der Auswahl des Kokosnussöls zur Haarbehandlung sollte darauf geachtet werden, dass es sich um reines Öl handelt. Das heißt, dass das Produkt unbehandelt und naturbelassen sein sollte. In diesem Fall wurden keinerlei Verarbeitungsprozesse durchlaufen, die dem Kokosnussöl die wichtigen und charakteristischen Nährstoffe entzogen haben. Freunde der natürlichen Haarpflege sollten sich daher nach kaltgepresstem Kokosnussöl umsehen, welches schonend verarbeitet wurde. Dieses Öl darf nicht gebleicht oder gar raffiniert sein. Am besten fragt man nach reinem Bio-Kokosöl.

Eine Kokosnussöl-Anwendung für die Haare eignet sich im Übrigen das ganze Jahr über. Denn jede Jahreszeit setzt das Haar ganz eigenen Beanspruchungen aus. Im Sommer ist es die UV-Einstrahlung, die nicht nur der Haut, sondern durchaus dem Haar zusetzen kann. Hinzu kommen Badeurlaube, bei denen das Haar mit Chlor- und Salzwasser in Berührung kommt.

Im Winter dagegen sorgt Heizungsluft und der ständige Wechsel zwischen warm und kalt von drinnen nach draußen nicht nur für spröde Lippen, sondern trocknet weiterhin die Haare, insbesondere die Spitzen aus. Es ist also durchaus ratsam, immer ein bisschen Kokosnussöl zur Hand zu haben, um den Haaren etwas Gutes zu tun und ihnen das zurückzugeben, was ihnen die täglichen Beanspruchungen und Umwelteinflüsse regelmäßig nehmen: einen gepflegten und gesunden Glanz.

Wer nun aber denkt: Öl für die Haare? Fettet das nicht ungemein und hinterlässt ein unangenehmes Gefühl? Hier kann beruhigt gesagt werden: Nein, diese Sorge ist unberechtigt. Kokosnussöl legt sich zwar wie eine Art Schutzfilm um die die Haare, verklebt diese dabei aber nicht und lässt sie auch (wenn es nicht gerade in Massen in die Haare geknetet wird) nicht strähnig wirken. Weniger ist hier oftmals mehr. Zudem ist auch das nachträgliche Ausspülen des Kokosöls wichtig. Der Schutzfilm aus Kokosöl bewirkt vielmehr, dass die Feuchtigkeit besser in den Haaren gespeichert wird.

Anwendungsmöglichkeiten:

- Zur Haarpflege (allgemein)
- Gegen Spliss
- Gegen empfindliche Kopfhaut
- Gegen Haarausfall
- Zum Stylen von Natur-Locken
- Gegen Schuppen
- Gegen ziepende Haare (gerade bei Kindern)
- Als UV-Schutz für die Haare (Umwelteinflüsse)
- Als Feuchtigskeitsspender für die Haare

Hauterkrankungen mit Kokosnussöl behandeln

Nicht nur bei der Schönheitspflege kann Kokosnussöl zum Einsatz kommen. Dem Öl wird auch eine medizinische Wirkung zugeschrieben. So kann es sich durchaus positiv bei Hauterkrankungen auswirken.

Angewandt wird Kokosnussöl etwa bei Neurodermitis, einer entzündlichen Hautkrankheit. Das Öl kann hier eine angenehme Linderung verschaffen. Patienten von Neurodermitis leiden unter Juckreiz und einer geröteten sowie schuppigen Haut. Auch wenn eine genetische Vorbelastung gegeben ist, bedeutet dies nicht, dass sich das Hautbild nicht verbessern lassen würde. Hierfür kommt ein natürliches und unbehandeltes Produkt, wie reines Bio-Kokosöl, genau richtig.

Wichtig ist es bei vielen Hauterkrankungen wie Neurodermitis der Haut eine entsprechende Pflege zukommen zu lassen und dabei Produkte zu verwenden, die möglichst entzündungshemmend sind. Die im Kokosnussöl enthaltene Laurinsäure erfüllt diese Voraussetzungen. Die betroffenen Hautstellen können mit dem Öl sanft eingerieben werden. Sofort tritt eine kühlende Wirkung ein, welche die Haut beruhigt und den Juckreiz abklingen lässt. Bei einer regelmäßigen Anwendung verbessert sich die Haut und gewinnt wieder an Geschmeidigkeit. Genauso wie bei den Haaren, wird durch Kokosnussöl auch bei der Haut die Feuchtigkeit besser gespeichert. Denselben positiven Effekt hat das Öl auch bei Schuppenflechte. Hier wird das Kokosnussöl ebenfalls einfach mehrmals wöchentlich auf die Haut eingerieben.

Je länger die Einwirkzeit, umso besser. Gerade bei Hauterkrankungen an den Händen kann das Kokosnussöl auch über Nacht auf der Haut gelassen werden. Dazu lediglich die Hände eincremen und Baumwollhandschuhe drüber ziehen. Die Wärme der Handschuhe verstärkt zugleich die Wirkung des Öls und verhindert, dass sich das Kokosnussöl während des Schlafens abreibt.

Auch gegen Hautunreinheiten ist Kokosöl sehr wirksam, daher empfiehlt sich eine Anwendung desgleichen bei Akne. Die Haut erhält ein ebenmäßigeres Erscheinungsbild durch die antimikrobielle Wirkung des Öls. Bakterien und Pilze finden so nicht mehr den benötigten Nährboden, um sich vermehren zu können. Selbst bei einem Ausschlag der Haut kann Kokosnussöl zum Einsatz kommen. Dabei ist das Öl angenehm mild und reizt die Haut nicht zusätzlich. Selbst bei Kindern und Babys ist die Verwendung daher möglich. Babys leiden oft unter einem unangenehmen Windelausschlag, der mit Kokosöl hervorragend behandelt werden kann. Dasselbe gilt bei Milchschorf.

Bei den verschiedensten Hauterkrankungen bietet Kokosnussöl also eine effektive und überaus angenehme Erleichterung. Die festzustellende Wirkung gegen innere und äußere Pilze, Bakterien und Parasiten macht das Produkt überaus vielfältig in seiner Anwendung.

Anwendungsmöglichkeiten:

- Gegen Neurodermitis

- Gegen Juckreiz

- Gegen Schuppenflechte

- Gegen Hautunreinheiten

- Gegen Akne

- Gegen Milchschorf

- Gegen (Haut)Pilzerkrankungen

- Für wunde Haut bei Babys

Kokosnussöl bei Verletzungen – positive Heileigenschaften

Kokosnussöl hat eine geradezu wundersame Wirkung auf die Haut. Daher kommt es nicht nur zum Einsatz, um diese zu verjüngen und zu verschönern, sondern auch um sie zu heilen.

Die Haut reagiert auf das Kokosnussöl dadurch, dass sie besser vor Verletzungen gefeit ist. Kleinere Schnittverletzungen etwa lassen sich hervorragend durch eine äußere Anwendung mit Kokosnussöl behandeln. Verletzungen heilen schneller. Durch die besondere chemische Struktur des Öls kann es bis zur obersten Schicht der Epidermis vordringen. Tiefenwirkung ist hier also garantiert. Die Zellteilungsrate wird angeregt und beschleunigt. Die verletzte Haut kann sich optimal erholen und regeneriert sich schneller. Doch dem nicht genug: die Narbenbildung wird gleichzeitig reduziert. Dieser Aspekt hat gleichzeitig noch eine weitere positive Auswirkung, denn so lassen sich auch Dehnungsstreifen bei der Schwangerschaft vorbeugen. Doch dazu mehr im unteren Teil.

Kokosnussöl zur Wundheilung wird immer beliebter. Egal ob Schnittwunden, Sonnenbrand, Schürfwunden oder Brandwunden - das Öl kann einfach überall zum Einsatz kommen. Aufgetragen wird es dabei wie eine gewöhnliche Wund- und Heilsalbe. Der Auftrag erfolgt ebenfalls lokal. Je nach Größe der Verletzung wird eine ausreichende, aber nicht zu große Menge an Kokosnussöl aufgenommen und auf der Verletzung verteilt. Dazu wird etwas Öl auch um die Wunde herum einmassiert.

Natürlich ist bei sehr tiefgehenden und schweren Verletzungen ein Arzt aufzusuchen, doch kleinere Wunden lassen sich hervorragend mit Kokosnussöl zuhause behandeln, da der natürliche Heilungsprozess der Haut optimal gefördert wird. Kokosnussöl hilft also der Haut sich selbst zu heilen.

Die bereits oben erwähnte antimikrobielle und antiseptische Wirkung des Öls sorgt des Weiteren dafür, dass durch die Verletzung keine Infektion entsteht. Egal ob Pilze, Viren oder Bakterien: das Öl schützt vor einer Ausbreitung dieser Infektionsträger und entzieht ihnen jeglichen Nährboden, sodass sie abgetötet werden.

Weil das Kokosnussöl einfach so viele faszinierenden Wirkungsweisen auf einmal bietet, werden auch gleich noch die Blutgefäße erneuert, die sich um die Verletzung selbst befinden. Dieser Effekt macht sich ebenso nach der Wundheilung bemerkbar, da die Wundmale verschwinden, ohne wirklich sichtbare Narben zu hinterlassen.

Aus diesem Grund kann Kokosnussöl auch auf Operationsnarben aufgetragen werden, um den Heilungsprozess zu beschleunigen und die Narbenbildung zu mindern.

Für die Damen kann zudem dieser Aspekt besonders interessant sein: Nach der Beinrasur kann es des Öfteren zu sogenanntem Rasurbrand kommen, was sich durch gerötete und gereizte Hautpartien zeigt. Auch hier kann Kokosnussöl wahre Wunder bewirken, wenn es nach der Rasur auf die Beine aufgetragen und leicht einmassiert wird.

Wenn es im Sommer wieder Zeit wird für die jährliche Insektenplage, muss man sich nicht länger mit juckenden und brennenden Insektenstichen herumärgern. Auf den Stich wird (nachdem selbstverständlich zuvor ein befindlicher Stachel entfernt wurde) einfach etwas kaltgepresstes Kokosnussöl aufgetragen und eingerieben.

Angenehm kühl ist weiterhin das Kokosnussöl bei einem Sonnenbrand. Auch hier wird die Regeneration der Haut gefördert und die Verbrennung der Haut heilt schneller wieder ab. Einen Ersatz für Sonnencreme mit hohem Lichtschutzfaktor ist Kokosnussöl jedoch nicht.

Kokosnussöl gehört also durchaus nicht nur in das Regal zu den anderen Kosmetika und Pflegeprodukten, sondern sollte auch einen festen Platz im

Medizinschrank haben, um als Salben-Ersatz jederzeit bei kleineren Wunden zur Anwendung kommen zu können.

Anwendungsmöglichkeiten:

- Gegen Schnittverletzungen

- Gegen Narbenbildung (bei Verletzungen)

- Gegen Sonnenbrand

- Gegen (leichte) Brandwunden

- Gegen OP-Narben

- Gegen Rasurbrand (Mann)

- Gegen Rasurbrand (Frau)

Kokosnussöl als Deodorant

Bei all den faszinierenden Wirkungsweisen des Kokosnussöls sollte eines nicht vergessen werden: es riecht einfach fantastisch. Der angenehme, aber keineswegs zu intensive oder gar penetrante Geruch nach Kokosnuss, erinnert an Urlaub, Sommer und macht einfach gute Laune. Was würde daher näher liegen, als das Allrounder-Öl auch als Deodorant einzusetzen? Und hierbei geht es natürlich nicht nur darum, einfach alles mit dem Duft nach Kokosnuss zu übertünchen, sondern das Kokosnussöl-Deo tatsächlich gegen Schweiß wirksam zu machen.

Egal, ob ein heißer Sommertag ansteht oder anstrengendes Workout vorgenommen werden soll - geschwitzt wird ständig. Daher sollte man auch immer ein gutes Deodorant zur Hand haben. Wer dieses nicht hat oder ganz einfach auf der Suche nach einer natürlichen aber dennoch wirksamen Alternative ist, der kann es mit seinem Kokosnussöl versuchen, das nun sicherlich bereits auf der nächsten Einkaufsliste steht.

Um die Wirksamkeit von Kokosnussöl als Deo-Ersatz zu beschreiben, sollte zuallererst einmal ein hartnäckiger Mythos aus der Welt geschafft werden: Schweiß riecht nicht. Zumindest nicht, wenn es sich um frischgebildeten Schweiß handelt. Der als gemeinhin unangenehm empfundene typische Schweißgeruch entsteht erst, wenn der frische Schweiß mit Hautbakterien reagiert.

Je nachdem wie stark ausgeprägt also die bakterielle Flora auf der eigenen Haut ist, umso stärker kann der Schweißgeruch ausfallen. Hinzu können weitere Faktoren wie Ernährung oder eventuell belastende Vorerkrankungen kommen, die ebenfalls dazu beitragen, dass der Körpergeruch etwas strenger ausfällt. In erster Linie sind es jedoch die Bakterien, auf die der Schweiß trifft. Da Bakterien sich gerne dort aufhalten, wo es besonders warm und feucht ist, sind sie neben den Füßen auch gerne in den Achselhöhlen anzutreffen. Und hier kommt nun das Kokosnussöl zum Einsatz!

Wie bereits erwähnt, verfügt das Kokosnussöl über eine hohe antibakterielle Wirkung dank der enthaltenen Laurinsäure. Werden durch das Öl also die Bakterien bekämpft, kann dieses sich auch nicht mit dem Schweiß vermischen, sodass unangenehme Gerüche erst gar nicht entstehen. Die Bakterien können den Schweiß also nicht weiter zersetzen.

Nun kann Kokosnussöl natürlich nicht wie herkömmliches Deodorant aufgesprüht werden. Dies stellt jedoch kein Problem dar. Aus der Dose wird einfach eine kleine Menge Kokosöl entnommen und in den Händen verrieben, um es flüssiger zu machen.

So kann das Öl nun in den Achselhöhlen aufgetragen werden. Genauso wie ein Deo zieht das Öl schnell ein und es bleibt kein öliges Gefühl auf der Haut zurück.

Da reines Kokosnussöl ohne Alkohol auskommt und auch sonst keine Reizstoffe oder Parfüme enthält, kann es auch problemlos nach der Achselrasur ausgetragen werden. Es entsteht kein unangenehmes Brennen. Sollten allerdings bei der Rasur kleine Hautverletzungen entstanden sein, hilft das Kokosnussöl auch gleich noch dabei, die hierdurch möglichen Entzündungen zu verhindern.

Kokosnussöl ist wahrlich eine gesunde Alternative zu sogenannten Antitranspirantien. Diese gehen noch einen Schritt weiter als Deodorants und verfügen über eine schweißhemmende Eigenschaft. Die Schweißporen werden verengt, sodass weniger Schweiß ausgeschieden werden kann. Was auf den ersten Blick sehr sinnvoll klingen mag, hat jedoch auch deutliche Nachteile, da das Schwitzen durchaus gesund für den Körper ist. Mittels Schweiß scheidet der Körper Giftstoffe aus.

Gerade über die Achselhöhlen treten mit dem Schweiß zusammen Gifte aus, die nicht in den Körper gehören. Wird der Schweißfluss aber beeinflusst, können auch weniger Giftstoffe austreten. Stattdessen werden diese nun in den Lymphknoten eingelagert. Auf Dauer besteht hier die Gefahr, Erkrankungen zu erliegen. Kokosnussöl beeinträchtigt die Giftstoff-Regulierung des Körpers dagegen keineswegs. Hier sind also bei einem Einsatz von Kokosnussöl als Deodorant keine Nebenwirkungen zu befürchten. Es ist vielmehr ein natürlicher und gesunder Weg, sich von unangenehmem und störendem Schweißgeruch zu befreien.

Wer gerne noch einen Schritt weiter gehen möchte, der kann sich ein Do it yourself Deo mit Kokosnussöl herstellen, anstatt es einfach direkt aus der Dose aufzutragen. Darin enthalten sind 3 Teelöffel Kokosnussöl, 2 Teelöffel Natron, etwa 2 Esslöffel Maisstärke und bei Bedarf als auch nach eigenen Vorlieben einige Tropfen ätherisches Öl.

Zuerst wird das Kokosöl geschmolzen, um danach gleich mit allen anderen Zutaten vermischt zu werden. Wichtig: gut durchrühren! Nun kann die Masse in eine kleine Dose gefüllt werden. Auch hier ist natürlich ein Aufsprühen, wie man es von Deodorants gewohnt ist, nicht möglich, da sich das Öl nach einiger Zeit wieder verfestigt. Jedoch kann das Produkt dann wie ein handelsüblicher Deo-Stick verwendet werden.

Anwendungsmöglichkeiten:

* Gegen Schweißbildung

Kokosnussöl als Lippenpflege – der Geheimtipp für einen Kussmund

Kokosnussöl macht gesund und schön. Beides wünscht man sich selbstverständlich auch für seine Lippen. Ich verwende daher regelmäßig Kokosnussöl als Lippenpflege. Gesund sollen meine Lippen sein, damit diese gerade bei kalten Temperaturen vor Rissen geschützt, gut durchblutet und weich sind. Kokosnussöl ist hierfür das perfekte Hausmittelchen.

Die zarte Lippenhaut braucht das ganze Jahr über Pflege. Bereits ein weniger pflegender Lippenstift, der den Lippen zwar eine schöne Farbe gibt, kann ein unangenehmes Gefühl hinterlassen und die Lippen austrocknen als auch spröde werden lassen. Im Winter haben viele mit rissigen oder sogar aufgeplatzten Lippen zu kämpfen, für die es schwer ist, mit den eisigen Temperaturen klar zu kommen. Pflege ist daher zu jeder Zeit das A&O für Lippen.

Das Kokosnussöl wird dazu einfach auf den Lippen verrieben. Es setzt sich nicht in den feinen Fältchen ab und macht die Lippen angenehm weich und zart. Die Lippen werden optimal durchfeuchtet, sehen gepflegt sowie gut durchblutet aus und das ganze ohne jegliches Zutun von chemischen Zusatzstoffen. Wer Kokosnussöl benutzt, pflegt seine Lippen auf besonders natürliche Weise. Zudem gewinnen die

Lippen an attraktivem Glanz, der sie einfach gesund aussehen lässt, ganz zu schweigen von dem angenehmen Gefühl, das sich ausbreitet. Wer sich über die Lippen leckt, schmeckt keinerlei Chemie, sondern pure Natur mit leckerem Kokos-Aroma.

Ein kleiner Tipp von mir für den Alltag: Kokosnussöl wird, da es ja entgegen des Namens nicht flüssig sondern von fester Konsistenz ist, in der Regel in großen Tiegeln angeboten. Für Zuhause ist dies optimal, da man immer eine ausreichende Menge für all die vielen Anwendungsmöglichkeiten zur Hand hat. Doch für unterwegs kann sich die große Verpackung als etwas unhandlich erweisen.

Da ich meine Lippenpflege jedoch immer gern bei mir habe, empfehle ich das Abfüllen des Kokosöls in kleine Tiegelchen oder Döschen, die es in der Drogerie oder Apotheke zu erwerben gibt und die das Portionieren erleichtern. So kann die Kokosnussöl-Lippenpflege auch problemlos in der Handtasche mitgeführt werden, ohne viel Platz einzunehmen.

Zudem lassen sich in manchen Reformhäusern oder Bioläden auch Lippenpflegestifte in der gewohnten Ausführung finden, die mit Kokosöl angereichert sind.

Ein weiterer, nicht zu vernachlässigender Nebeneffekt von Kokosnussöl als Lippenpflege: Küssen macht dank des tollen Geschmacks gleich doppelt so viel Spaß.

Anwendungsmöglichkeiten:

- Als Lippenpflege

- Gegen Lippenrisse (bei Kälte)

- Für trockene Lippen

Kokosnussöl zur Entgiftung

Kokosnussöl wird auch eine entgiftende Wirkung zugesprochen. Gerade für die Leberfunktion kann sich eine Entgiftung durch Kokosnussöl sehr positiv auswirken. Die Leber ist u.a. für den Abbau und das Ausscheiden von Stoffen verantwortlich, die im Körper nichts zu suchen haben.

Dazu gehören Giftstoffe, Stoffwechselprodukte und Medikamente. Die Leber leistet also einiges und es tut gut, sie bei ihren Aufgaben entlasten zu können. Durch eine Entgiftungs-Kur mit Kokosöl fällt es der Leber viele leichter, Abfallstoffe auszuscheiden und ihre für den Körper so wichtige Filterfunktion aufrechtzuerhalten.

Die mittelkettigen Fette, die im Kokosnussöl enthalten sind, gelangen sofort in die Leber. Dort werden sie dann in Energie umgewandelt, statt lediglich im Körper gespeichert zu werden.

Wer regelmäßig Kokosnussöl zum Kochen und Backen verwendet und es so dem Körper zuführt, reinigt seine Leber und unterstützt diese langfristig. Kokosnussöl lässt sich zudem hervorragend in den täglichen Speiseplan integrieren. Es dient als Brotaufstrich ebenso wie zum Verfeinern von Salatdressings und kann in Kaffee oder sogar Suppen eingerührt werden. Die Möglichkeiten sind vielfältig und noch dazu lecker und gesund.

Es kann aber auch eine gezielt herbeigeführte Entgiftung durchgeführt werden. Dazu werden ein bis zwei Teelöffel Kokosnussöl zu sich genommen, das ganze insgesamt sieben mal am Tag. Die Kur kann sich bei Bedarf bis zu einer Woche hinziehen. Ergänzend kann täglich auch noch ein Löffel mit Heilerde zu sich genommen werden. Alternativ gehen hier auch Kohletabletten. Hierdurch wird der Körper aktiv unterstützt, die freiwerdenden Gifte binden zu können und sie letztlich auszuscheiden, sodass der Körper sich wirklich allem Ungesunden entledigen kann.

Der Körper wird von Giften, Schwermetallen, parasitären Pilzen und vielen anderen Verunreinigungen befreit, die schlicht und ergreifend nichts im Körper zu suchen haben und sich negativ auf die Gesundheit und das allgemeine Wohlbefinden auswirken können. Auch die Darmflora wird auf diesem Weg harmonisiert und der gesamte Körper kann einfach durchatmen und sich erholen.

Wer mit Kokosnussöl entgiftet, wird sich rundum wohler fühlen und neue Energie gewinnen. Auch die Leistungsfähigkeit lässt sich somit steigern, da ebenso ein altes Sprichwort besagt: In einem gesunden Körper wohnt auch ein gesunder Geist. Selten schmeckt eine Entgiftungs-Kur auch noch gleichzeitig so lecker.

Anwendungsmöglichkeiten:

- Zur Entgiftung (Unterstützung)

- Als Ergänzung zu anderen Naturheilverfahren

- Unterstützt die Schwermetallausleitung

- Zur Harmonisierung der Darmflora

Kokosnussöl als Mundspülung

Kokosnussöl kann auch als Mundspülung verwendet werden. Durch die meist ungesunde und zucker- haltige Ernährung wird eine derartige Mundflora geschaffen, die es den Bakterien sehr einfach macht, sich zu vermehren, den Zahnschmelz und letztlich auch die Zähne zu zerstören. Eine Mundspülung mit Kokosöl und dessen antibakteriellen Wirkung kann hier wahre Wunder wirken.

Doch warum ist Kokosöl so wirksam im Kampf gegen Karies und Baktus? Es ist die bereits vielgelobte Laurinsäure, die als mittelkettige Fettsäure im Mund zur Tat schreitet. Bakterien machen zwar stets einen aggressiven, harten Eindruck, sind jedoch durchaus nicht unangreifbar.

Sie haben lediglich eine sehr dünne Fettschicht, die im direkten Zusammentreffen mit der Laurinsäure stets den Kürzeren ziehen wird. Die Fettschicht der Bak- terien bricht zuerst auf, um sich dann komplett aufzu- lösen. Bakterien werden abgetötet und verschwinden.

An dieser Stelle sollte erwähnt werden, dass die Lau- rinsäure lediglich krankmachende Bakterien angreift, also die sogenannten pathogenen Bakterien. Lau- rinsäure ist also in keinster Weise gesundheitsschäd- lich oder zerstört eine gesunde Mundflora und die darin ebenfalls enthaltenen gesundheitsfördernden Bakterien. Dass Laurinsäure bedenkenlos dem Körper zugeführt werden kann, zeigt sich auch daran, dass sie in der Muttermilch enthalten ist. Wenn ein Baby und dessen noch recht schwaches Immunsystem Vorteile aus dieser Fettsäure ziehen kann, dann kann es für die Mundflora eines Erwachsenen doch nicht schlecht sein, oder?

Da es jedoch praktisch keine im Handel erhältlichen Mundspülungen mit Kokosöl zu kaufen gibt, kann sich jeder selbst behelfen und sich eine eigene Spülung herstellen. Alles was hierfür benötigt wird, ist natives kaltgepresstes Kokosnussöl und einen Löffel - mehr nicht.

Doch Kokosöl wäre nicht Kokosöl, wenn eine Mundspülung mit diesem kleinen Wundermittel nicht noch weitere positive Aspekte mit sich bringen würde. Das Mundspülen mit Kokosnussöl ist nichts neues, sondern blickt vielmehr auf eine durchaus lange Tradition zurück.

Weil dadurch nicht nur die Mundflora verbessert, sondern gleichzeitig auch zur Reinigung des gesamten Organismus beigetragen werden kann, wird das Mundspülen mit Kokosnussöl als Teil der Entgiftungs-Kur angesehen und erhielt einen eigenen Namen: Ölziehen.

Anwendungsmöglichkeiten:

- Zur Mundspülung

- Als Kariesschutz

- Harmonisierung der Mundflora

Ölziehen mit Kokosnussöl

Wie bereits bei dem Thema Haarpflege erwähnt, nutzen Inder sehr gerne Kokosnussöl. Aus der ayurvedischen Tradition Indiens geht eine besondere Form der Entgiftung hervor, das sogenannte Ölziehen.

Dieses wird mit einer Zungenreinigung als ersten Schritt vorbereitet. Hierzu kann ein spezieller Zungenschaber genutzt werden, den es in Drogerien zu kaufen gibt. Die Stimulation durch das Ölziehen ist bei einer gereinigten Zunge wesentlich intensiver.

Nun kann das eigentlich Ölziehen beginnen, wenn die Zunge vorbereitet wurde. Dazu wird ein Esslöffel Kokosnussöl in den Mund genommen. Nun wird das Öl immer und immer wieder im Mund hin- und hergespült. Von vorne nach hinten, von links nach rechts. Das Öl muss den gesamten Mundraum durchspülen. Der Vorgang ähnelt dem Spülen mit einer gewöhnlichen Mundspülung, jedoch entfällt bei dem Ölziehen das Gurgeln.

Die geringe Kokosnussölmenge sollte zudem eingehalten werden. Zum einen, weil das Spülen so einfacher fällt als mit einem vollen Mund und zum anderen, weil so die Gefahr herabgesetzt wird, dass das Öl verschluckt wird. Dies hat den Hintergrund, dass das Öl alle Bakterien und Gifte aus der Mundhöhle zieht und schlussendlich verunreinigt ist. Nach dem Ende der Anwendung wird dann das Öl, das sich mittlerweile mit Speichel vermischt hat, einfach ausgespuckt. Der Mund kann mit Wasser nun noch einmal ausgespült werden.

Am besten wird das Ölziehen direkt am Morgen durchgeführt, noch bevor Frühstück zu sich genommen wurde.

20 Minuten sollte die Anwendung jeweils mindestens dauern. Das Öl hat dann ausreichend Zeit, sich wirklich im gesamten Mundraum zu verteilen und auch in die Zahnfleischtaschen zu gelangen. Nur so können wirklich alle vorhandenen Bakterien effektiv abgetötet werden. Auch Säuren und Gifte können so entfernt werden. Damit die 20 Minuten eingehalten werden, sollte das Spülen entspannt erfolgen, ohne dabei zu verkrampfen.

Das Ölziehen wirkt sich in erster Linie auf die Zahn- und Mundgesundheit aus. Mundgeruch wird beseitigt, Zahnfleischbluten, Zahnbelag und Karies wird entgegengewirkt und die Zähne festigen sich. Doch auch Krankheiten können durch diese Art der Entgiftungs-Kur behandelt werden. Darunter u.a. Migräne, Herz- und Bluterkrankungen, Thrombose, Ekzeme und Arthritis, da der Effekt des Ölziehens letztlich in allen Körperbereichen spürbar ist.

Dies hängt damit zusammen, dass durch das Hin- und Herbewegen des Öls im Mund die Zungenreflexzonen stimuliert werden. Daher sollte das Ritual des Ölziehens auch stets mit einer Zungenreinigung beginnen, damit die dort befindlichen Reflexzonen von möglichen Belägen befreit werden und das Öl diese besser aufnehmen kann. Man kennt es vielleicht von Händen oder Füßen: dort sind ebenfalls bestimmte Bereiche ganz eigenen Organen zugeordnet. Bei der Zunge ist dies nicht anders.

Letztlich ist der menschliche Körper eins mit sich und alles ist miteinander verbunden. So ist die Zungenreflexzone für das Herz etwa ganz vorne an der Zungenspitze, während die Nieren sehr weit hinten angesiedelt sind. Wenn die Reflexzonen der Zunge aufnahmefähig sind, kann das Ölziehen praktisch den gesamten Organismus stimulieren und das obwohl das Öl sich ausschließlich im Mund befindet.

Nicht zuletzt wirkt das Ölziehen wie eine Art Massage und regt die Durchblutung des Zahnfleisches an, welches wesentlich gestärkter wird und gesünder aussieht.

Gerade Kokosnussöl wird für seine hervorragende Wirkung beim Ölziehen geschätzt, da es überaus antimikrobiell wirkt. Das Ölziehen sollte jedoch keinesfalls als Ersatz für das Zähneputzen angesehen werden, sondern das Zahnpflegeprogramm vielmehr weitreichend ergänzen. Das Ölziehen wird vor dem Zähneputzen ausgeführt. Es hat keine Nebenwirkungen und nimmt daher nur etwas Zeit in Anspruch, um nicht nur seinen Zähnen und seinem Mund, sondern seinem ganzen Organismus letztlich etwas Gutes zu tun.

Wer das Ölziehen mit Kokosnussöl zu einem festen, reinigenden, desinfizierenden und morgendlichen Ritual einbindet, wird schon bald die ersten positiven Ergebnisse feststellen können.

So haben Studien belegt, dass bei einer etwa 40-tägigen Anwendung die Zahnbeläge deutlich reduziert wurden, sich vorliegende Zahnfleischentzündungen erheblich verbesserten und die Bakterien, die für Karies ursächlich sind, um bis zu 30% minimiert werden konnten.

Anwendungsmöglichkeiten:

- Zum Ölziehen

- Gegen Mundgeruch

Kokosnussöl bei Hautproblemen

Dass die Natur eben doch oft die besseren Ergebnisse erzielt als so manches chemisch hergestelltes Pflegeprodukt, zeigt das reine Kokosnussöl auch dann, wenn es um die Anwendung bei Hautproblemen geht. Auch hier wird einmal mehr die reinigende, antibakterielle Wirkung des Naturprodukts ersichtlich.

Sehr verbreitet - und das durchaus nicht nur bei jungen Menschen - ist eine unreine Haut, die von Pickeln und Rötungen bis hin zu Akne reichen kann.

Wirksam ist an dieser Stelle wieder die bewährte Laurinsäure, mit ihren antiviralen, antifungiellen und antimikrobiellen Eigenschaften. Zur Anwendung im Gesicht bei Pickeln eignet sich ein lokales Auftupfen. Dazu eine sehr geringe Menge Kokosnussöl dem Tiegel entnehmen und gezielt auf die geröteten oder entzündeten Stellen auftupfen. Es ist besser, hier mit kleinen Mengen an Öl zu arbeiten, da das Produkt somit besser von der Haut aufgenommen werden kann.

Wer Kokosnussöl regelmäßig anwendet, kann Hautentzündungen vorbeugen und das gesamte Hautbild verbessern, so wie es auch bei Neurodermitis der Fall ist. Die Haut wirkt wieder ebenmäßiger und all die unschönen Rötungen verschwinden. Mit ihnen zusammen gehen ebenfalls die zum Teil wulstigen Pickel, die meist auch mit einem störenden Spannungsgefühl der Haut verbunden werden. Gleichzeitig trocknet Kokosnussöl die Haut aber nicht aus und erspart all die Nebenwirkungen, die nicht selten mit chemischen Akne-Mitteln einhergehen können.

Sollte die Akne bereits überstanden sein, jedoch unschöne Narben hinterlassen haben, kann eine Anwendung mit Kokosnussöl ebenfalls sinnvoll sein. Wie bereits im oberen Teil erwähnt wurde, ist das Öl sehr hilfreich bei der Reduktion von sichtbaren Narben.

Wenn die Nase im Winter durch die kalte Luft und das häufige Naseputzen gereizt und gerötet ist oder aber eine Austrocknung aufgrund der Heizungsluft vorherrscht, kann ein wenig Kokosnussöl in die Nasenlöcher gegeben werden und schon fühlt sich das Riechorgan gleich viel besser an.

Das Kokosöl ist ebenso wirksam im Kampf gegen Pilzinfektionen. Derlei gibt es leider recht viele: vom Vaginal-Pilz bis zum Darm Pilz kann der menschliche Organismus durch die unterschiedlichsten Infektionen gemartert werden. Zudem befinden sich bereits auf natürlichem Wege Pilze in unserem Körper, wie etwa der Hefepilz Candida Albicans, die jedoch völlig harmlos und unentdeckt bleiben, bis aus irgendeinem

Grund plötzlich die Körper Flora ihr Gleichgewicht verliert. Dies kann zum Beispiel bei der Einnahme von bestimmten Medikamenten der Fall sein. Wenn die nützlichen und guten Mikroorganismen geschwächt sind, können sie sich nicht mehr gegen die Pilze durchsetzen. Hier muss der Körper also unterstützt werden, um wieder zu seinem natürlichen Gleichgewicht zurückzufinden. Der Körper ist eine wundersame Maschine, welche durchaus von Natur aus in der Lage ist, sich selbst zu helfen. Ist der Körper aber geschwächt oder wird von außen in diesen Selbstheilungs- und Selbstreinigungsprozess beeinflusst (u.a. auch durch eine falsche Ernährung), kann der Körper nicht mehr 100% Leistung bringen.

Daher ist es wichtig, ihm etwas Gutes zu tun und hier unterstützend einzugreifen. Hier kann in jenem Fall ausgezeichnet mittels Kokosnussöl gearbeitet werden, da diesem Öl eine hohe antimykotische Wirkung zugeschrieben wird. Ins Spiel kommt hierbei die Caprylsäure, die ausgesprochen pilzfeindlich ist. Eine regelmäßige Einnahme von Kokosöl, ob nun pur oder als Kochbeigabe, bekämpft die unerwünschten Pilze im Körper.

Sehr gezielt behandelt werden kann auch Haut- und Fußpilz. Sind hier lokale Stellen betroffen, wird die Haut gründlich gewaschen und anschließend ebenso gründlich abgetrocknet. Die Haut muss vollständig trocken sein. Handelt es sich um einen Fußpilz, sollte man auch darauf achten, die Haut zwischen den Zehen gut zu trocknen. Danach wird etwas Kokosnussöl auf ein Wattepad gegeben. Das Öl muss zuvor geschmolzen werden, damit es flüssig ist und sich gut verteilen lässt. Auch hier reicht eine kleine Menge bereits aus.

Mit dem Wattepad wird das Öl auf die Haut aufgetupft. Danach werden Socken oder Handschuhe aus Baumwolle übergezogen, um dem Öl die Möglichkeit zu geben, auch wirklich gut einziehen zu können. Die Behandlung der betroffenen Hautstellen mit Kokosnussöl sollte mehrmals wiederholt werden. Mit der Zeit gesundet die Haut und auch der unangenehme und störende Juckreiz verschwindet. Wer noch mehr gegen den Pilzbefall tun möchte und zudem auch einen zusätzlichen Entspannungsfaktor wünscht, der kann etwas Kokosöl in warmes Wasser geben, was zuvor in eine Schüssel gefüllt wurde. Nun kann ein wohltuendes Fußbad genossen werden. Im Anschluss sind die Füße unbedingt wieder gut abtrocknen.

Anwendungsmöglichkeiten:

- Gegen Hefepilz (Darm)

- Gegen Vaginalpilz

- Gegen Fußpilz

Kokosnussöl zur Hautpflege

Kokosöl ist auch ein hervorragendes Pflege Öl für den Körper. Gerade bei trockener und beanspruchter Haut ist eine Anwendung mit Kokosnussöl einfach wunderbar angenehm. Kokosöl kann wie eine gewöhnliche Bodylotion verwendet werden. Selbst nach der Rasur muss hier nicht unter Schmerzen zusammengezuckt werden, wenn die nunmehr gereizte und vielleicht sogar leicht verletzte Haut mit dem Pflegeprodukt in Berührung kommt.

Wer einen heißen Tag in der Sonne genossen hat, kann die Haut danach mit Kokosöl als Aprés Suncare verwöhnen. Die kühlende Wirkung fühlt sich toll auf der warmen Haut an und die von der Sonneneinstrahlung beanspruchte Haut wird zusätzlich mit Feuchtigkeit versorgt.

Wie wäre es, einmal eine Massage mit Kokosnussöl zu genießen? Hier verbinden sich gleich zwei wunderbare Faktoren miteinander, die Körper und Geist gut tun. Man kann bei einer Massage hervorragend abschalten und sich entspannen, während durch die Massagehandgriffe die Durchblutung angeregt wird. Gleichzeitig wird die Haut durch das Kokosöl mit einer reichhaltigen Pflege versorgt, die auch noch schön in die Haut eingearbeitet werden kann. Wer sich gerade nicht massieren lassen kann, darf sich selbst zumindest mit einer Gesichtsmassage verwöhnen. Hierfür das Kokosöl als reichhaltige Hautpflege langsam in die Gesichtshaut einmassieren.

Auch für die Füße kann Kokosnussöl eingesetzt werden. Gerade bei rissigen und rauen Fersen die durch trockene Haut einfach unschön aussehen, wirkt das feuchtigkeitsspendende Öl hervorragend. Eine kleine Fußmassage, um das Kokosöl zu verteilen, ist dazu auch noch überaus entspannend und wohltuend.

Wer unter verletzter oder beanspruchter Nagelhaut leidet, sollte auch hier etwas Kokosöl dünn auftragen und einreiben. Selbst für die Nägel ist das Öl gut, sodass sie stärker werden und gesünder aussehen. Damit die Hände regelmäßig und quasi automatisch gepflegt werden, kann auch etwas Kokosnussöl der Flüssigseife beigemengt werden. Wann immer man sich nun die Hände wäscht, versorgt man die Hände auch gleichzeitig mit den tollen feuchtigkeitsspendenden Eigenschaften des Kokosöls.

Auch peeln lässt sich hervorragend mit Kokosnussöl. Dabei wird das Öl natürlich nicht pur auf die Haut aufgetragen, da es sonst die Konsistenz einer gewöhnlichen Lotion hätte. Vielmehr wird das Kokosöl mit Zucker zusammen vermischt, um die für ein Peeling typische, körnige und etwas raue Konsistenz zu erzielen. Diese Mischung wird bei Bedarf auf dem ganzen Körper aufgetragen und in kreisenden Bewegungen einmassiert. Abgestorbene Hautschüppchen werden somit entfernt, die Haut wird porentief gereinigt und von überschüssigem Talg sowie Schmutz befreit. Danach kann sie wieder durchatmen und fühlt sich einfach sauber an. Das Peeling wird nach der Prozedur einfach mit warmem Wasser wieder abgewaschen. Alternativ zu Zucker kann auch kristallines Salz untergemischt werden. In jedem Fall erhält man ein natürliches Peeling für wenig Geld, das ein guter und pflegender Ersatz zu den Produkten aus dem Handel ist.

Einen extra Frische- und Energie-Kick erhalten Anwender, wenn ein Esslöffel Kokosnussöl mit 2 Teelöffel löslichem Kaffeepulver mischt werden. Die Mixtur nimmt man mit unter die Dusche und feuchtet die Haut zuerst einmal an. Danach kann der Körper mit der Kokos-Kaffee-Mischung eingerieben werden. Hierzu sollte die Mischung schön in kreisenden Bewegungen einmassiert werden. Desgleichen dürfen auch die Problemzonen nicht vergessen werden, denn das im Kaffee enthaltene Koffein kann sich positiv bei Cellulitis auswirken. Danach alles gut abspülen. Zurück bleiben ein toller, frischer Duft und eine gepflegte, weiche Haut.

Wer nicht nur gern duscht, sondern auch gern einmal ein Bad zwischendurch nimmt, muss auch hier nicht auf Kokosnussöl verzichten, da das Öl ist einen hervorragenden Badezusatz darstellt. Dazu wird einfach ungefähr ein Teelöffel in das Badewasser einrührt. Durch die Wärme des Wassers verteilt sich das Öl sehr gut in der gesamten Wanne. Wer zusätzlich noch die Sinne anregen möchte, tröpfelt noch ein klein wenig Duftöl hinzu und fertig ist ein pflegendes Bad, bei dem Körper und Geist entspannen können. Einfach mal die Seele baumeln lassen und im Kokosöl-Bad von tropischen, palmenbewachsenen Stränden träumen.

Die gesamte Zusammensetzung von Kokosnussöl ist darauf ausgerichtet, der Haut etwas Gutes zu tun. Das Öl wird gut von der Haut aufgenommen und kann somit optimal seine Wirkung entfalten. Die Haut wird mit Feuchtigkeit versorgt, was sie glatt, jung und geschmeidig hält. Gleichzeitig wird sie „sauber" gehalten, da weder Bakterien noch Pilze sich gerne in der Nähe von Laurinsäure aufhalten. Wer unter trockener oder rissiger Haut leidet, sollte Kokosnussöl in jedem Fall eine Chance geben, wenn bisher noch nicht mit diesem Produkt Bekanntschaft gemacht wurde.

Wie eine Art Schutzschicht legt sich das Öl auf die Haut und profitiert daher auch von einer langfristigen Wirkung. Dabei wird die Haut jedoch zu keinem Zeitpunkt belastet oder gereizt, da kaltgepresstes und naturbelassenes Kokosöl ein reines Naturprodukt ist, das der Haut einfach nur gut tut. Die Pflege mit Kokosöl ist vor allem für denjenigen empfehlenswert, die mit sehr sensibler und empfindlicher Haut zu kämpfen haben und vielleicht auf übrige Pflegemittel reagieren. Dabei braucht es auch nur wenig Produkt, um eine effektive Hautpflege zu erzielen. Weniger ist bei Kokosöl immer mehr und so wird auch vermieden, dass auf der Haut ein Ölfilm entsteht. Vielmehr kann die Haut das Produkt vollständig aufnehmen und nutzen.

Anwendungsmöglichkeiten:

- Als Pflege-Öl (Haut allg.)

- Gegen trockene und empfindliche Haut

- Als Feuchtigkeitscreme nach einem Sonnenbad

- Als Massage-Öl

- Für rissige und raue Füße

- Gegen verletzte Nagelhaut

- Als Peeling-Creme

- Zur Unterstützung gegen Cellulitis

- Als Bade-Öl

Kokosnussöl als Zahnpasta

Dass Kokosnussöl gut für die Mundflora ist, haben wir bereits bei den Ausführungen zum Passus „Ölziehen" gelernt. Da liegt es nahe, das Öl auch zum Zähneputzen und nicht nur zum Mundspülen zu verwenden.

Wer seine Zähne besonders gesund pflegen möchte, der kann sich mit Kokosöl selbst eine Zahnpasta herstellen. Dazu wird etwas Kokosnussöl mit derselben Menge an reinem Natron (z.B. Kaiser Natron) vermischt und dann wie gewohnt mit einer Zahnbürste auf die Zähne aufgetragen.

Anstelle des reinen Natrons kann auch Backpulver verwendet werden. Wer seine Zahnpasta besonders frisch mag, der fügt der Mischung noch ein wenig Stevia oder ätherisches Minzöl hinzu.

Die selbsthergestellte Zahncreme ist momentan noch die einzige Möglichkeit, die in Kokosöl enthaltene Laurinsäure zur Zahnpflege zu verwenden, da in handelsüblichen Zahnpflegeprodukten das kostbare Öl noch nicht enthalten ist.

Diese Maßgabe kann sich jedoch durchaus bald ändern, denn immer mehr Forscher belegen mit Studien die hervorragende Wirkung des Fetts.

Anwendungsmöglichkeiten:

- Zur Zahnpflege

Kokosnussöl als Sonnenschutz

Sonne tut Körper und Seele gut. Sonnenstrahlen sorgen dafür, dass ausreichend Vitamin D in unsere Körper gelangen kann, um somit einfach neue Energien freizusetzen.

Doch Sonne kann auch Hautschäden verursachen. Von Rötungen über Ausschläge bis hin zu Verbrennungen und sogar Hautkrebs ist bei intensiver und regelmäßiger Sonneneinstrahlung zu rechnen. Daher ist es unumgänglich, die Haut ausreichend zu schützen. Im Handel lässt sich eine Vielzahl an unterschiedlichen Produkten finden, die dem Sonnenschutz dienen. Dabei kann aus verschiedenen Lichtschutzfaktoren gewählt werden. All diese Produkte haben jedoch in aller Regel ein Faktum gemein, nämlich dass sie viele künstliche und chemische Inhaltsstoffe beinhalten und mit Konservierungsstoffen angereichert sind. Wer hier nach Alternativen sucht, der wird früher oder später auch auf das bewährte Kokosnussöl stoßen.

Das Kokosöl bietet einen natürlichen Sonnenschutz. Es riecht bereits wunderbar sommerlich und erinnert durch den leichten Kokosgeruch an einen Besuch an der Strandbar an einem wunderschönen Badestrand. Hinzu kommt, dass es sich hier um ein Öl handelt und die Haut somit einen besonderen Glanz erhält.

Gerade in der Sommersonne sieht dies einfach gesund und attraktiv aus und lässt die Haut geradezu strahlen. Gleichzeitig verwöhnt Kokosnussöl die Haut auch noch mit Feuchtigkeit, ohne die Poren dabei jedoch zu verstopfen.

Zu beachten ist jedoch, dass der Sonnenschutzfaktor von Kokosnussöl nicht besonders hoch ist. Es werden etwa 20% der UV-Strahlen von der Haut fern gehalten. Kokosnussöl ist daher besonders für bereits gebräunte sowie sonnenverwöhnte Haut geeignet und stellt eine gute und natürliche Alternative zu gewöhnlichen Sonnenschutzmitteln dar.

Wichtig sind hierbei vor allem zwei Arten der Sonneneinstrahlung. Zum einen gibt es die UVA-Strahlung, die zwar weniger für den Sonnenbrand, dafür aber für die Hautalterung verantwortlich ist, die durch übermäßiges Sonnenbaden schneller vorangetrieben wird. UVA-Strahlen gelangen tief in die Haut und können hier Schäden anrichten.

Daneben gibt es die UVB-Strahlen, die zwar die Haut schön bräunen, sie aber auch verbrennen können. Kokosnussöl kann die UVB-Strahlung effektiv blockieren. Zudem beugt das Öl der Faltenbildung vor und reichert die Haut schon während der Zeit in der Sonne mit Feuchtigkeit an und hält sie elastisch als auch geschmeidig.

Wie bei jeder Anwendung von Sonnenschutzmitteln gilt jedoch auch bei Kokosnussöl: zu viel Sonne sollte immer vermieden werden. Jede Haut reagiert anders auf die Sonneneinstrahlung und man sollte die Dauer und Intensität des Sonnenbadens dem eigenen Hauttyp anpassen. Gerade in der extremen Mittagshitze sollte möglichst ein schattiges Plätzchen aufgesucht werden oder zumindest, zusätzlich zum Sonnenschutz, ein Sonnenhut getragen werden.

Kokosnussöl ist weiterhin hervorragend als Aprés Pflege nach dem Sonnenbaden einsetzbar. Wenn die Haut gereizt oder sogar gerötet ist, kann Kokosöl hier eine wunderbare Linderung dank der kühlenden und heilenden Wirkung verschaffen.

Das Öl gibt der Haut wieder Feuchtigkeit zurück, die ihr durch das Sonnenbaden entzogen wurde.

Anwendungsmöglichkeiten:

*   Als Sonnenschutz (**Achtung:** niedriger Sonnenschutzfaktor)

Kokosnussöl als Make-Up Entferner

Wer hätte es gedacht: Kokosnussöl ist auch als Make-up-Entferner einsetzbar – sowohl für die Augen als auch für das gesamte Gesicht.

Dazu wird ein wenig Kokosöl dem Tiegel entnommen und zwischen den Händen verrieben, bis es eine annehmbare Konsistenz erreicht hat, die sich leicht verteilen lässt. Nun kann es auf das Gesicht aufgetragen und sanft in kreisenden Bewegungen eingerieben werden. Besonders im Augenbereich sollte aufgrund der empfindlichen Haut mit weichen und zarten Bewegungen und ohne viel Druck gearbeitet werden. Ist das gesamte Gesicht mit Kokosnussöl bedeckt, kann es mit lauwarmem Wasser abgewaschen werden, bis das Öl entfernt ist.

Wer nicht mit seinen Händen arbeiten möchte, kann auch gewöhnliche Wattepads verwenden.

Der Vorteil von Kokosnussöl als Augen Make-up-Entferner liegt auch ganz klar darin, dass das Öl nicht in den Augen brennt und selbst hartnäckiges sowie wasserfestes Make-up leicht lösen kann. Zudem bleibt meist ein leichter Ölfilm auf der Haut zurück. Besonders für das Augenlid kann dies von Vorteil sein. Wer möchte, kann das restliche Öl sogar gezielt noch vorsichtig auf den Wimpern verteilen um diesen eine

Pflegekur zu gönnen. Wen das Öl jedoch auf der Gesichtshaut stören sollte (dies kann bei sehr fettiger Haut der Fall sein), kann die Abschmink-Routine mit einem Cleanser bzw. Gesichtswasser abschließen, welche die nun gereinigte Haut noch einmal zusätzlich klärt und so auch die Ölrückstände entfernt.

Danach ist die Haut am Abend optimal vorbereitet für die Nachtpflege und kann die Nährstoffe wesentlich besser aufnehmen und verarbeiten. Wer jedoch das überschüssige Öl nach dem Entfernen des Make-ups auf der Haut lässt, spart sich diesen weiteren Schritt. Ein zusätzliches Pflegeprodukt für die Nacht muss nun nicht mehr aufgetragen werden, da das Öl bereits eine Extra-Portion Feuchtigkeit schenkt und die Haut pflegt als auch optimal versorgt.

Wer unter sehr fettiger Haut leidet, der kann einen Teil des Kokosöls auch durch Aloe Vera ersetzen und beides miteinander mischen. Je fettiger die Haut, desto mehr Aloe Vera kann beigemischt werden. So lässt sich ein Make-up-Entferner selbst herstellen, der perfekt auf den eigenen Hauttyp abgestimmt ist.

Anwendungsmöglichkeiten:

• Als Make-up Entferner

Kokosnussöl in der Tierpflege

Was für den Menschen gut ist, das kann auch für das Tier nicht schlecht sein. Wer sein Haustier liebt, der möchte natürlich nur das Beste für Hund, Katze & Co. Da kommt ein reines, natürliches Produkt wie das Kokosöl genau richtig, denn auch Tiere sind froh und dankbar, wenn sie von chemischen Zusätzen und Konservierungsstoffen verschont bleiben.

Bio-Kokosnussöl ist dank der enthaltenen Laurinsäure äußerst wirksam gegen Zecken und Milbenbefall. Dazu wird einfach etwas Öl in der Hand verteilt, weichgerieben und dann auf das Fell aufgetragen. In streichenden Bewegungen lässt es sich so hervorragend verteilen. Gerade Milben befallen gerne mal Ohren von Katzen. Die Ohrpartie kann daher gerne mit ein wenig Öl sanft eingerieben werden.

An der Freien Universität Berlin haben Studien sogar ergeben, wie wirksam Kokosöl gegen die kleinen Plagegeister tatsächlich ist. 75% bis 88% der mit Kokosöl behandelten Hautpartien blieben zeckenfrei. Natürlich ist Kokosnussöl kein langfristiger Schutz, sodass die Laurinsäure auf dem Fell nach einer Weile wieder aufgefrischt werden muss. Hier sollte individuell beschaut werden, wie lange eine Wirkung gegeben ist. Etwa alle 2-3 Tage kann das Öl wieder erneut auf das Fell gestrichen werden. Je nach Größe des Tieres genügt hier wirklich eine geringe Menge. Schon eine Messerspitze oder ein ½ Teelöffel ist völlig ausreichend. Wird das Kokosnussöl als Zeckenvorbeugung aufgetragen, sollten auch die Beine des Parasiten nicht vergessen werden.

Ein positiver Nebeneffekt dieser Fellbehandlung: das Fell glänzt wunderbar. Dafür reicht bereits eine kleine Menge des Öls aus, da es sehr ergiebig ist und sich gut verteilen lässt. Wer das Fell seines vierbeinigen Lieblings mal wieder durchkämmen will, der kann dies am besten nach einer Kokosnussöl-Anwendung, denn das Öl fördert ebenso die Kämmbarkeit. Sollte das Tier das Öl vom Fell abschlecken, hat es bei reinem, unbehandeltem Kokosöl keine gesundheitsschädlichen Folgen.

Gerade für Hunde wird Kokosöl auch gerne als Nahrungsergänzungsmittel eingesetzt. Es macht nicht dick und liefert Energie, sodass das Tier sich nach dem Fressen nicht unnötig schlapp und aufgebläht fühlt. Kokosnussöl kann gerne täglich unter das Futter gemischt werden. Pro 10 Kilogramm Körpergewicht des Tieres kann die Mahlzeit mit ca. 1 TL Kokosnussöl angereichert werden.

Gerade für übergewichtige Hunde ist die Beigabe von Kokosnussöl im Fressen eine großartige, unterstützende Hilfe beim Abnehmen. Die Tiere gewinnen an Energie und werden munterer, was zusätzlich Kalorien verbrennen lässt.

Das Füttern mit Kokosöl hat hier noch einen kleinen Nebeneffekt: es kann gegen schlechten Atem helfen, mit dem ja gerade Hunde, bzw. deren Herrchen zu kämpfen haben. Wird sogar Zähneputzen als Maßnahme gegen schlechten Atem ergriffen, kann auf die Zahnbürste zusätzlich zur Hundezahnpaste noch etwas Kokosnussöl gegeben werden.

Leidet das Tier an Diabetes oder Arthritis, kann Kokosöl weiterhin unterstützend wirken. Gerne kann auch mit dem Tierarzt besprochen werden, inwieweit das Öl in die Behandlung mit einbezogen werden darf.

Selbst zum natürlichen Entwurmen kann das Öl nützlich sein.

Auch bei größeren Tieren kann Kokosnussöl zum Einsatz kommen. So schützt es Pferde davor, von Kriebelmücken, Stechmücken und Bremsen gebissen und belästigt zu werden, deren Bisse sehr unangenehme Ausschläge verursachen können. Auch bei einem Pferd wird das Öl zuerst in den Händen verflüssigt und dann grob auf das Fell aufgetragen. Anschließend kann das Pferd mit einer gewöhnlichen Bürste gestriegelt werden, sodass sich das Öl überall gleichmäßig verteilt.

Parasaiten und kleine Plagegeister sind also mit Kokosnussöl kein Problem mehr und zugleich wird jeder
Vierbeiner sprichwörtlich in neuem Glanz erstrahlen.
Wer an einer natürlichen, unkomplizierten und unge-
fährlichen Pflege für sein Tier interessiert ist, der
sollte daher das Öl der Kokosnuss ausprobieren. Natürlich gilt es auch hier auf die Qualität zu achten.

Anwendungsmöglichkeiten:

* Gegen Zecken-Befall

* Gegen Milben-Befall

* Zur Fellpflege

* Als Nahrungsergänzungsmittel bei Haustieren

* Als Unterstützung zum Entwurmen

Kokosnussöl als Raumduft

Kokosnussöl duftet herrlich dezent nach der exotischen Nuss. Der Duft ist sehr angenehm und nicht aufdringlich, sodass er auch empfindlichen Nasen gefällt. Zudem weckt der Geruch nach Kokosnuss bei vielen Menschen sehr schöne Assoziationen nach Strand, Sonne, Palmen und Meer. Mit Kokosnuss-Duft in der Nase lässt sich also ausgesprochen gut träumen.

Eine schöne Duftmischung lässt sich ebenso mit anderen Zutaten herstellen. Hierzu nehme man 20-25 ml Kokosnussöl, in die dann Tropfen für Tropfen folgende Mischung hinzugefügt wird: 2 Tropfen Rosenöl, 2 Tropfen Neroliöl, 4 Tropfen Lavendelöl sowie 4 Tropfen Orangenöl. Das Ganze wird in eine dunkle Glasflasche gefüllt und erst einige Tage verwahrt, damit sich alles gut miteinander vermischt. Danach kann das Fläschchen geöffnet werden, damit sich der Duft verteilen kann.

Anwendungsmöglichkeiten:

* Als Raum-Duft

Kokosnussöl als Diät-Unterstützung

In der asiatischen Küche kommt Kokosnussöl regelmäßig zum Einsatz – kein Wunder, sind die meisten Asiaten rank und schlank. Daher gehört natives Kokosnussöl zu den gesunden Fetten, die sehr gut zur Diät-Unterstützung genutzt werden können. Die mittel- und kurzkettigen Fettsäuren die in Kokosöl enthalten sind, sind gut für den Körper und werden hervorragend in Energie umgewandelt.

Eine Fettablagerung findet also gar nicht erst statt. Was nicht gespeichert wird, belastet auch die Verdauung weniger. Zudem erhält der Körper zwar neue Energie, gleichzeitig steigt jedoch der Blutzuckerspiegel nicht an. Wer seinem Körper also eine Wohltat zukommen lassen möchte, der nimmt statt gewöhnlichem Fett das hochwertige Kokosnussöl.

Kokosnussöl ist wie bei der Körperpflege ebenso in der Küche vielseitig einsetzbar. So kann es hervorragend zum Braten verwendet werden. Schon eine kleinste Menge, etwa ein Teelöffel davon, reicht aus. In der heißen Pfanne verflüssigt sich das Kokosöl automatisch von alleine. Wurde bisher Butter verwendet, kann fortan zum Kokosnussöl gegriffen werden. Selbst als Brotaufstrich oder zum marinieren von Grillfleisch hat sich Kokosöl bewährt.

Wissenswert ist, dass allein auf der Basis von Kokosnussöl keine Diät vollzogen werden kann. Das Öl
ist vielmehr eine unterstützende Maßnahme und wirkt
dann am effektivsten, wenn andere, ungesunde Fette,
die man (meist täglich) zu sich nimmt, durch dieses
gesunde Fett ersetzt werden.

Kokosnussöl muss also nicht zusätzlich hinzugefügt
werden, sondern gilt als zusätzliche Maßnahme. So
lässt sich der Stoffwechsel ankurbeln und der Fet-
tabbau beschleunigen. Der Körper ist nicht mehr so
träge, wie er es sonst nach dem Genuss von Fetten
war.

Es sei demzufolge angemerkt, dass Fett nicht immer
fett macht: es kommt darauf an, die richtigen Fette zu
sich zu nehmen. Eine gesündere und vielseitigere Alternative als Kokosnussöl lässt sich kaum finden, allerdings heißt es auch hier: Kalorien verbrennen statt
ansetzen.

In Kombination mit einer ausgewogenen Ernährung
und ausreichend Bewegung lässt sich so eine Diät
umsetzen, bei der nicht einmal auf Fett verzichtet
werden muss.

Kokosnussöl ist daher in der Küche auch insbe-
sondere für Veganer eine gute Wahl, die auf der
Suche nach einem Ersatz für herkömmliche Butter,
Aufstriche o.ä. sind.

Anwendungsmöglichkeiten:

- Zur Unterstützung bei einer Diät

- Zum Braten

- Als Butter-Ersatz (Vegan)

Kokosnussöl als Küchenhelfer

Ein Töpfchen Kokosnussöl sollte auch immer in der Küche stehen. Das Öl ist auch hier ebenso vielseitig einsetzbar wie im Bereich der Kosmetik und Pflege. So lässt es ausgezeichnet beim Kochen, Verfeinern, Braten und Abschmecken einsetzen.

Kokosnussöl kann hervorragend als Bratfett verwendet werden. Als Ersatz für herkömmliches Fett tut man seinem Körper etwas besonders gutes und gewinnt auch noch an Geschmack. Das Öl lässt sich optimal erhitzen und schenkt dem Essen ein leckeres Aroma, ohne jedoch zu aufdringlich im Geschmack zu sein oder gar alles mit dem Aroma von Kokosnuss zu bedecken.

Die Aromastoffe verfliegen fast vollständig, wenn das Öl erhitzt wird - was zurückbleibt ist daher nur ein sanfter Nachgeschmack nach Kokos. Da es gut erhitzbar ist (Kokosnussöl hat im Vergleich zu anderen Fetten oder Butter einen relativ hohen Rauchpunkt), kann das Öl auch ideal zum Frittieren verwendet werden. Aus diesem Grund kann nicht nur deftig, sondern auch süß mit Kokosnussöl gearbeitet werden, da es ebenso für die Zubereitung von Popcorn als auch beim Plätzchen backen anstelle von Butter zum Einsatz kommen kann.

Mit Kokosnussöl kann auch gebacken werden. So kann das Öl für Kuchen- oder Tortenböden oder auch für Cremes verwendet werden.

Am Morgen schmeckt ein Teelöffel Kokosnussöl auch gut im Kaffee, um dem Koffeingetränk eine besondere Note zu verleihen. Dieser Tipp mag insbesondere für Menschen mit einer Milchzucker-Unverträglichkeit interessant sein, die ihren Kaffee dennoch gerne etwas „aufpeppen" möchten. Und nicht zuletzt ist Kokosnussöl natürlich auch für Veganer interessant, die grundsätzlich auf Milch und Milchprodukte verzichten.

Wer gerne asiatische Gerichte kocht, der wird um Kokosnussöl als Zugabe nicht herumkommen. Wok-Gerichte bekommen erst durch dieses Öl ihre typisch exotische Note und gewinnen an außergewöhnlichem und authentischem Geschmack.

Kokosnussöl bleibt ausgesprochen lange haltbar und verliert nicht an seiner Qualität. Zudem muss bei einer starken Erhitzung, wie etwa in der Pfanne, nicht befürchtet werden, dass sich gesundheitsgefährdende Stoffe bilden, wie es bei manch anderen Pflanzenfetten der Fall sein kann.

Auch „roh" schmeckt Kokosnussöl hervorragend. Am Morgen kann ein guter Teelöffel voll davon geschluckt werden, da dieser den Stoffwechsel ankurbelt, die Lebensgeister anregt, neue Energie schenkt und einen optimalen Start in den Tag ermöglicht.

Wer bisher noch nie mit Kokosnussöl gekocht oder gebacken hat, sollte seinen Körper nach und nach an dieses neue Fett gewöhnen, da der Mensch in der Regel bereits stark an die eher ungesunden Fette in der täglichen Nahrung gewöhnt ist. Für einen Erwachsenen sollten maximal 3 bis 4 Esslöffel Kokosnussöl täglich in der Küche zum Einsatz kommen. Wer erst mit dem Öl zu kochen anfängt, sollte mit einer geringeren Menge beginnen.

Kokosnussöl darf also zu Recht und ohne Einschränkung als Superfood bezeichnen werden. Geschmack und Gesundheit: bei diesem Nahrungsmittel stimmt einfach alles.

Anwendungsmöglichkeiten:

- Zum Braten und Verfeinern (Abschmecken)

- Für Kuchen- und Tortenböden

- Zum Kaffee

- Als Nahrungsergänzungsmittel

Kokosnussöl in der Schwangerschaft

Bei all den positiven Vorzügen, die bereits vorgestellt wurden, wundert es nicht, dass Kokosnussöl auch durchaus in der besonderen Zeit der Schwangerschaft zum Einsatz kommen kann. Für Mutter und Kind nur das Beste: da kommt solch ein hochwertiges Naturprodukt wie Kokosöl genau richtig.

Viele Frauen haben während der Schwangerschaft mit Dehnungsstreifen zu kämpfen. Der wachsende Bauchumfang und das sich dehnende Gewebe bringen ihre Auswirkungen mit sich. Vorbeugung ist daher auch hier das A&O.

Je früher die Haut mit Kokosnussöl eingerieben wird, desto besser können Schwangerschaftsstreifen verhindert werden. Mit Kokosöl wird die Haut besonders geschmeidig und das Bindegewebe wird dehnbar, sodass es nicht reißt und keine ausgeprägten Dehnungsstreifen auftreten.

Auch wenn die Dehnungsstreifen bereits vorhanden sind, kann durch die Anwendung von Kokosöl eine Milderung erzielt werden. Auch das juckende Gefühl, das mitunter mit Dehnungsstreifen einhergehen kann, wird durch das Öl gemildert.

Ganz nebenbei fühlt sich das Einreiben des Bauches

mit dem Öl wohltuend und entspannend ein. Sanfte Handgriffe und ein Streicheln ohne Druck sind hier natürlich Voraussetzung.

Was gut für Mama ist, macht schließlich auch das Baby glücklich.

Sollte das Kind dann auf der Welt sein, kann Kokosnussöl auch gut für die Babymassage genutzt werden.

Gerade in der Schwangerschaft sollte ein Blick auf den Ernährungsplan geworfen werden. Ausgewogen und gesund sollte er sein, ohne die Verdauung zu sehr zu belasten. Da ist Kokosnussöl genau das Richtige, um einen festen Platz in der Küche einzunehmen. Wie bereits oben erwähnt, kann es vielfältig bei der Speisenzubereitung zum Einsatz kommen. Gerade, wenn nicht nur für sich, sondern auch für das ungeborene Kind gekocht wird, tut eine Ernährungsumstellung gut.

Zudem wird durch die Einnahme von Kokosöl das Immunsystem gestärkt und sogar die typische Morgenübelkeit gemildert. Sogar die Milchproduktion kann durch Kokosnussöl angeregt werden.

Wer als Mutter sein Kind stillt kennt vielleicht auch das Problem von trockenen oder rissigen Brustwarzen. Auch hiergegen kann Kokosöl helfen. Dazu einfach eine dünne Schicht Öl auf die Brustwarzen auftragen und sanft einmassieren. Schon ist die sensible und durch das Stillen sehr beanspruchte Haut wieder zart und gut durchfeuchtet.

Anwendungsmöglichkeiten:

- Gegen Dehnungsstreifen

- Als Babymassage

- Gegen Morgenübelkeit (Schwangerschaft)

- Gegen trockene und rissige Brustwarzen

Kochen mit Kokosnussöl

Gerade wenn es um die sogenannte Paleo-Diät (Steinzeit-Ernährung) geht, ist Kokosnussöl ein großes Thema. Bei dieser Ernährungsform, die auch gern als „Steinzeiternährung" bezeichnet wird, werden nur Nahrungsmittel zu sich genommen, die bereits zur Altsteinzeit verfügbar waren. Wie hätten sich damals die berühmten Jäger und Sammler ernährt? Bei dieser Ernährungsform geht es nahrungsmitteltechnisch wieder back to the roots.

Vom Speiseplan gestrichen werden daher Nahrungsmittel wie Milch, Milchprodukte und Zucker. Kokosnussöl ist für viele Anhänger dieser Diätform ein fester Bestandteil der Ernährung, da viele Nahrungsmittel nicht konsumiert werden dürfen, muss durch andere Lebensmittel die benötigte Energie zu sich genommen werden. Kokosöl, als gesundes Fett, ist eine hervorragende Energiequelle. Auch die deutsche Schauspielerin Veronica Ferres ist eine begeisterte Anhängerin dieser Ernährungsform und konnte dadurch zu einer Top-Form finden.

Die Bezeichnung „Paleo" geht dabei auf das englische Wort „paleolithic" zurück, was für die paleolithic era, als das Paläolithikum steht, besser bekannt als eben jene Steinzeit. Wer einen Blick auf den Speiseplan unserer Vorfahren wirft, wird dort vor allem Fisch,

Pilze, Nüsse, Meeresfrüchte, Eier, Wurzeln und Fleisch (vorzugsweise Wild) finden. Getreideprodukte sind daher nicht enthalten, weil die Steinzeit dann als beendet galt, als eben der Ackerbau eingeführt wurde. Neben Brot, fallen somit auch Nudeln weg, gleichwohl auch Haferflocken oder diverse Backwaren. Ebenso sind natürlich alle Arten von Fertiggerichten und Fertigprodukten tabu.

Doch diese sollten sowieso keinen festen Platz auf einem gesunden, ausgewogenen Speiseplan haben. Paleo-Anhänger verzichten zudem auf raffiniertes Salz und pflanzliche Öle. Nur bei dem genannten Kokosöl sowie bei kaltgepresstem Olivenöl brauchen sich auch die Freunde der Steinzeiternährung nicht zurückhalten.

Wer sich einmal genauer mit der Paleo-Ernährung auseinandersetzt, wird schnell feststellen, dass es hier zwar durchaus einige Einschränkungen auf dem Speiseplan gibt, dennoch nicht wirklich von einem erheblichen Verzicht gesprochen werden kann. Die Ernährungsweise ist durchaus vielseitig und wird nicht langweilig, wenn man sich einmal einige Ideen und Anregungen zusammengetragen hat.

Auch ohne Nudeln, Kartoffeln & Co. muss Genuss nicht zu kurz kommen. Zudem bietet die Paleo-Diät tolle Möglichkeiten, das liebgewonnene Kokosnussöl vielseitig einzusetzen.

Wer die Paleo-Diät bereits für sich selbst nutzt und immer gerne auf der Suche nach neuen inspirierenden Rezepten ist, findet vielleicht etwas für sich bei den nun folgenden Kochanregungen. Diese eignen sich natürlich auch für alle, die bisher noch nicht nach der Paleo-Ernährung gekocht haben und dies einfach einmal für sich ausprobieren möchten.

Anwendungsmöglichkeiten:

- Zur Unterstützung bei der Paleo-Ernährung (Diät)

Rezept 1

Auch wenn in der Steinzeit das Thema Naschen wahrscheinlich noch nicht so bekannt war, möchte man heute natürlich trotz Paleo-Diät nicht auf eine kleine Süßigkeit zwischendurch verzichten. Und dies geht sogar ganz ohne Zucker, wie dieses Rezept für Schoko Cookies zeigt.

Zutaten:

- 3 Esslöffel Kokosöl

- 7 Esslöffel Honig

- 4 Esslöffel Mandelmus

- ½ Teelöffel gemahlene Vanille

- 200 Gramm Kokosflocken

- 50 Gramm gemahlene Mandeln

- 50 Gramm gehackte Mandeln

- 4 Esslöffel Kakaopulver

- 50 Gramm dunkle Schokolade, 85% (fein gehackt)

- 50 Gramm Walnüsse (ebenfalls klein gehackt)

Zubereitung:

Zuerst das Mandelmus, den Honig und das Kokosnussöl in einen Topf geben und auf dem Herd bei leichter Temperatur miteinander verschmelzen lassen, danach die anderen Zutaten mit einem Rührgerät beimischen.

Nun nach und nach mit einem Löffel kleine Berge des Teigs auf ein Backblech geben. Die Masse muss nicht gebacken werden! Vielmehr kommen die kleinen Teighäufchen in den Kühlschrank, wo sie so lange kaltgestellt werden, bis der Teig fest ist und man die Cookies in die Hand nehmen kann, ohne dass sie auseinanderfallen.

Rezept 2

Nüsse sind in der Paleo-Ernährung weit verbreitet und finden gerade beim Backen vielseitige Einsatzmöglichkeiten. Daher darf auch ein Nusskuchen natürlich nicht bei den Rezeptvorschlägen für eine Paleo-Ernährung mit Kokosnussöl fehlen.

Zutaten:

- ½ Vanilleschote

- etwas Stevia nach Bedarf

- 200 Gramm Haselnüsse fein gemahlen

- 5 Eier

- Etwas Salz

- 4 Esslöffel Kokosnussöl

- 2 Esslöffel Zitronensaft

- ½ Teelöffel Backpulver

Zubereitung:

Eier aufschlagen und Eiweiß von Eigelb trennen. Eiweiß und Salz vermischen und steif schlagen, das Eigelb währenddessen getrennt aufbewahren.

Nun wird dieses schaumig gequirlt und mit allen

weiteren Zutaten bis auf die Nüsse und das Backpulver vermischt. Den Eischnee dann unter die Masse heben. Nüsse und Backpulver mischen und ebenfalls beigeben und alles gut verrühren.

Den Teig in die Kuchenform füllen. Bei Bedarf können auch Muffins daraus hergestellt werden. Ca. 30 Minuten bei 160 Grad backen.

Rezept 3

Ohne Mehl ist Backen immer eine kleine Herausforderung. Doch wer möchte schon gerne auf leckeres Brot verzichten? Auch Anhänger der Paleo-Diät müssen dies nicht. Es kommt allein darauf an, kreativ zu sein, nach Alternativen zu suchen und sich an die richtigen Rezepte zu halten. So wie an dieses Rezept, für leckeres Paleo-konformes Zucchini Brot.

Zutaten:

- 150 Gramm Mandeln (gemahlen)
- 1 ½ Teelöffel Weinstein Backpulver
- Etwas Salz
- 1 Teelöffel Zimt
- 3 Eier
- 1 Banane
- 3 Teelöffel Honig
- 1 Teelöffel Kokosnussöl
- 1 Zucchini (geraspelt)

Zubereitung:

Eine Kastenbackform mit Kokosnussöl als Vorbereitung einreiben und zugleich den Ofen auf 180Grad vorheizen. Danach eine Schüssel bereitstellen und darin Mandeln, Backpulver, Salz und Zimt mischen. Die Küchenmaschine zur Hand nehmen und die restlichen unverarbeiteten Zutaten (bis auf die Zucchini) darin mixen.

Dann erst die geraspelten und ausgepressten Zucchini zugeben. Alles mischen und die Zutaten aus der Schüssel unterheben. Nun ist der Teig bereit zum Backen. In die Form füllen und etwa 40 Minuten backen.

Das Brot kann als Beilage zu einer Hauptmahlzeit gereicht werden, es kann jedoch auch zusammen mit einem leckeren Salat eine kleine, leichte Mahlzeit für warme Tage oder einfach zwischendurch darstellen. Natürlich muss auch bei dem Salat nicht auf Kokosöl verzichtet werden. Dieses kann hier nämlich beim Dressing zum Einsatz kommen.

Hierzu zwei Esslöffel Kokosnussöl mit zwei Esslöffel Zitronensaft, einem Esslöffel Honig, einem Esslöffel Senf, etwas Salz und Basilikum mischen. Wer etwas mehr Feuer mag, kann auch noch Pfeffer dazugeben. Das Ganze wird anschließend mit dem Salat der Wahl vermischt und kann zu dem leckeren Brot gereicht werden.

Rezept 4

Lust, morgens mal etwas anderes zum Frühstück zu genießen als Brötchen? Dann ist dieses Pancake-Rezept genau das richtige.

Zudem kann es hervorragend in die Paleo-Diät integriert werden, da es gänzlich ohne Mehl auskommt. Dafür kommen aber, wie für die Paleo-Ernährung so typisch, die bewährten Nüsse wieder zum Einsatz.

Zutaten:

- 6 Esslöffel Apfelmus (ohne Zucker)

- 6 Eier

- 2 Esslöffel Kokosöl

- 6 Esslöffel Nüsse nach Wahl

Zubereitung:

Alle Zutaten kommen in den Mixer und werden so lange bearbeitet, bis eine homogene Masse entsteht.

Etwas Kokosöl in der Pfanne erhitzen und etwa 1/6 des Teigs in die Pfanne geben.

Die Pancakes von beiden Seiten backen. Danach immer wieder neuen Teig in die Pfanne geben, bis alle

Pancakes gebacken sind. Diese können pur verzehrt werden, schmecken aber auch sehr gut mit Früchten, Honig oder auch deftigem Belag.

Rezept 5

Eine eher ungewöhnliche, aber umso leckere Kombination ist das Karottenbrot. Wer nach der Paleo-Diät kocht, muss ein wenig einfallsreich und kreativ sein, um einen schmackhaften Ersatz zum gewöhnlichen Backen mit Mehl zu finden. Mit diesem Rezept gelingt dies garantiert.

Zutaten:

- 3 Karotten
- Eine kleine Prise Salz
- 5 Eier
- ½ Teelöffel gerieben Vanille
- ½ Teelöffel Muskatnuss
- 4 Esslöffel Kokosmehl
- 2 Esslöffel Kokosraspel
- 4 Esslöffel Kokosnussöl
- 1 Esslöffel Zimt
- 2 Esslöffel Honig
- 1 Teelöffel Weinstein Backpulver

Zubereitung:

Im ersten Schritt wird der Ofen auf 75 Grad vorge-
heizt. Danach heißt es, die Karotten zu schälen und in
feine Streifen zu reiben. Die Eier kommen in eine
Schüssel und werden kräftig verquirlt. Während des
Verquirlens kommt das Kokosmehl hinzu.

Immer nach und nach beigeben, so dass es sich mit
der Eiermasse verbindet. Nun das Kokosnussöl
schmelzen und einen Klecks davon in die Kastenbackform geben, um diese einzuölen. Das
verbleibende Öl kommt in die Eiermasse.

Nun folgen die restlichen Zutaten, bis auf die Karotten, die ebenfalls in die Teigmasse gegeben werden.
Nicht vergessen, alles gut miteinander zu vermischen,
dass der Tag homogen und klumpenfrei bleibt. Nun
kommen die Karotten hinzu.

Der Teig ist nun fertig, um in die Form gefüllt zu
werden. Gebacken wird er etwa 30 Minuten. Nach
dem Backen abkühlen lassen und dann ist das Karottenbrot fertig zum genießen.

Anwendungsmöglichkeiten:

- Für zahlreiche Kochrezepte (einfach herkömmliches Öl durch Kokosöl ersetzen)

- Als Zugabe für selbstgemachte Smoothies

- Als Öl für Salat-Dressing

Nachwort

Wie dieses Buch gezeigt hat, ist das Kokosnussöl Superfood, Schönheitselixier und Gesundheits-Booster in einem. Egal, ob für Erwachsene, Kinder oder Tiere: wer sich einmal selbst von der Wirkung der exotischen Nuss überzeugt hat, wird sie nicht mehr missen wollen.

Wer nun noch einmal einige der wichtigsten Vorzüge des Kokosöls in der Übersicht wünscht, bitte schön:

Kokosnussöl ist eine Entlastung für den Körper und Organismus. Der Körper kann das Öl schneller aufnehmen als andere Fette und verwandelt es direkt in Energie, statt es in Pölsterchen anzulegen. Daher kann Kokosnussöl sehr gut beim Fasten oder zur Unterstützung einer Diät eingesetzt werden. Das Öl wird direkt in Ketonkörper umgewandelt.

Die enthaltene Laurinsäure ist zudem ein echtes kleines Wundermittel. Sie zerstört die feine Wand aus Fetten, die sich um Bakterien befindet und löst die Übeltäter damit einfach auf. Auch Viren werden durch die Laurinsäure sprichwörtlich aufgeweicht. Neben der Laurinsäure ist in Kokosnussöl auch Caprylsäure enthalten. Zwar nur in einer geringeren Menge, aber ausreichend, um gegen Pilzinfektionen vorzugehen.

Hinzu kommt, dass Kokosöl die Blutfettwerte verbessert und sich hervorragend als Nervennahrung eignet.

Nicht zu vergessen sind all die wunderbaren Auswirkungen, die Kokosnussöl auf Haut und Haare hat. Die Haut wird reichhaltig gepflegt und mit Feuchtigkeit versorgt, ohne dass sie dabei ölig wirken würde. Falten werden gemindert und die Hautalterung kann optimal vorgebeugt werden. Das Bindegewebe wird gestärkt, und zwar langfristig.

Zugleich bekämpft das Öl Hautunreinheiten und sogar kleine Verletzungen und hilft bei der Wundheilung und dem Aufbau der natürlichen Säurebarriere. All diese Maßgaben passieren ohne Nebenwirkungen, chemische Zusätze, Konservierungsstoffe oder sonstige ungesunde Beigaben. Alles ist reine Natur!

Nicht zuletzt ist es ein hervorragender Butter- und Öl-Ersatz und kann daher bedenkenlos in der veganen Küche sowie bei der Paleo-Ernährung zum Einsatz kommen. Wer Kokosnussöl langfristig einsetzt, ob nun als innere oder äußerliche Anwendung oder sogar in Kombination, der wird einen positiven Effekt feststellen.

Wer nun Lust bekommen hat, Kokosnussöl einmal selbst auszuprobieren, der bekommt das Öl über verschiedene Bezugsquellen. Gute Adressen bieten Bioläden und Reformhäuser. Aber auch im Internet sind viele Online-Shops zu finden, die das Öl in unterschiedlichen Mengen anbieten. Von 100 ml bis hin zu 1,5 Liter und mehr ist alles möglich.

Vorab sei gesagt, das Kokosnussöl nicht ganz billig ist. Dafür bekommt man jedoch eine hervorragende Qualität, eine lange Haltbarkeit und eine vielseitige Einsetzbarkeit des Produkts. Zudem muss bei praktisch jeder Anwendung nur eine minimale Menge an Kokosöl verbraucht werden (siehe die Mengenangaben in den obigen Rezepturen, bei denen es sich meist um einen Teelöffel voll handelt). So ein Gläschen hält also durchaus eine Weile.

Gekauft werden sollte nur kaltgepresstes Kokosnussöl. Das unraffinierte Kokosöl, das aus der ersten Kaltpressung gewonnen wird, ist das Kokosnussöl, das in der Küche und zur Pflege zum Einsatz kommen sollte. Kokosöl wird auch einer weiteren, zweiten Pressung unterzogen. Das daraus entstandene Öl kommt dann in der Lebensmittelindustrie zum Einsatz.

Daraus werden etwa Süßigkeiten hergestellt. Man sollte also immer die Hinweise auf der Packung lesen. Dort sollten Wörter wie „virgin", „native" oder „extra native" zu finden sein. Dies deutet darauf hin, dass das Öl praktisch in seinem Originalzustand belassen wurde. Hochwertiges Kokosnussöl ist also in jedem Fall abzugrenzen von industriell verwendetem Kokosfett.

In Drogerien lassen sich bereits viele Produkte finden, bei denen Kokosnussöl ein fester Bestandteil ist. Doch bevor man hier zuschlägt und sich das Badezimmerregal mit dutzenden an Pflegeprodukten zustellt, kann man auch einfach direkt in die Grundzutat investieren und sich einfach einen Tiegel reines Kokosnussöl gönnen. Denn auch diese Menge kann hervorragend für verschiedene Bereiche eingesetzt werden und kommt zudem ohne all die Zusatzstoffe aus, die den meisten Pflegeprodukten zugesetzt werden.

Zudem wird wahrlich das Portemonnaie geschont, wenn man einfach reines Kokosnussöl kauft und dieses in wirklich kleinen Mengen nutzt, als umständlich in all die vielen anderen Produkte zu investieren.

Auch wer dem Thema Kokosnussöl bisher skeptisch gegenüberstand, sollte dem Naturprodukt einfach einmal eine Chance geben. Nebenwirkungen sind nicht zu befürchten. So kann man sich selbst davon überzeugen, wie sehr dieses Öl unsere Gesundheit auf so vielen verschiedenen Ebenen fördern kann.

Bei allen Gesundheitsanwendungen mit Kokosnussöl gilt jedoch zu beachten: Trotz der positiven und effektiven Wirkung von Kokosnussöl sollte bei lang-fristigen gesundheitlichen Problemen immer ein Arzt aufgesucht werden.

Ich wünsche Ihnen viel Gesundheit ….

Ihr
Michael Iatroudakis

Quellenangaben

http://www.xn--biokokosl-77a.de/verwendung/kokosoel-koerperpflege/kokosoel-fuer-die-haare/

http://www.beauty-buddy.de/haarpflege/kokosoel-haare.html

http://kokosoel.net/neurodermitis-kokosoel-bringt-linderung

http://www.cur-aloe-vera.de/Inhaltsstoffe/Kokosoel

http://www.kokosoel24.de/2013/06/15/kokosoel-haut-wirkung-und-anwendung/

http://kokosoel.net/wundheilung-mit-kokosoel

www.laxelle.de/wissenswertes/schweissgeruch/

http://www.xn--biokokosl-77a.de/verwendung/kokosoel-koerperpflege/kokosoel-als-deo-ersatz/

http://www.medizinauskunft.de/artikel/wohlfuehlen/wellness/03_08_deo.php

http://www.zentrum-der-gesundheit.de/oelziehen.html

http://de.wikipedia.org/wiki/Leber

http://www.ehow.de/kokosol-entgiftung-leber-strategie_8847/

http://www.zentrum-der-gesundheit.de/kokosoel-pi.html

http://www.primal-state.de/entgiften-mit-kokosoel/

http://www.zentrum-der-gesundheit.de/karies-kokosoel-ia.html

http://www.zentrum-der-gesundheit.de/oelziehen.html

http://lovingfair.de/kokosol/

http://www.drgoerg.com/news/ratgeber-fuer-ihre-schoenheit#5

http://www.drgoerg.com/news/ratgeber-fuer-ihre-schoenheit#3

http://www.kokosoel24.de/2013/06/15/kokosoel-haut-wirkung-und-anwendung/

http://www.zentrum-der-gesundheit.de/kokosoel-pi.html

http://www.zentrum-der-gesundheit.de/sonnenschutz-natuerlich-ia.html

http://www.noble-house.tk/html/DE/Amanprana_traditionelle_Fette_pflanzlichen_Oel/Amanprana-natives-Kokosoel-extra-als-gesunder-Sonnenschutz.html

http://www.xn--biokokosl-77a.de/bio-kokosoel/tierpflege/

http://board.beauty24.de/showthread.php/199046-Raumduft-selbstgemacht

http://www.wunderweib.de/di%C3%A4t/abnehmen-mit-kokosoel-die-einfachste-diaet-der-welt-al3089035.html

http://mangelisten.de/2013/12/kokosoel-statt-butter/

http://www.zentrum-der-gesundheit.de/kokosoel.html

http://www.xn--biokokosl-77a.de/bio-kokosoel/vitale-kueche/

http://kokosoel.net/kokosoel-nutzen-waehrend-schwangerschaft-babypflege-und-stillzeit

http://info.kopp-verlag.de/medizin-und-gesundheit/gesundes-leben/aurora-geib/kokosnussoel-wissenswertes-ueber-dieses-gesunde-geschenk-der-natur.html

http://de.wikipedia.org/wiki/Steinzeitern%C3%A4hrung

http://www.paleo360.de/rezepte/paleo-schoko-cookies-ohne-backen/

http://www.paleo360.de/rezepte/paleobrot-mit-zucchini/

http://www.gostoneage.com/paleo-nusskuchen/

http://blog.paleosophie.de/2011/06/18/paleo-rezept-paleo-pancakes/

http://www.paleo360.de/rezepte/karottenbrot-mit-kokos/

http://blog.paleosophie.de/2013/03/19/kokosoel-das-wundermittel-unter-den-oelen/

http://www.lebensmittellexikon.de/k0003210.php

http://www.kokosoel24.de/2013/09/14/hilft-kokosoel-gegen-sonnenbrand/

http://www.puppyundprince.de/hunde-kokosnuss-oel

http://www.frag-mutti.de/hautpflege-loesliches-kaffeepulver-plus-kokosnussoel-a40597/

http://essenza-nobile.de/journal/kokosnussoel-koerperpflege.html

http://www.xn--hinterwldler-mcb.info/deo-mit-kokosnussoel/

http://myveganworld.de/kokosprodukte/

http://www.pacific-spirit.com/index.php/shop/pacific-spirit/vorteile-von-kokosoel

http://www.zentrum-der-gesundheit.de/pilzinfektion-natuerlich-behandeln-ia.html

http://www.xn--biokokosl-77a.de/wissenswertes/wirkung-von-kokosoel-tipps-und-hilfe/

http://www.nahrungsexperten.de/news/back-to-nature-paleo-ernahrung-oder-steinzeitdiat/592

http://www.kokosnussblog.de/salatdressing-mit-kokosoel

http://www.fraukirschvogel.de/2013/04/alleskonner-kokosol.html

Über den Autor

Lizensierter Fitness-Trainer, Fitness-Lehrer, zertifizierter "MovNat" Trainer, Ausbildung zum Heilpraktiker, Autor, Solopreneur, Digitaler Nomade und Lebenskünstler... ;)

Bereits erschienen (Bücher / eBooks):

Die Matrix-Diät: „Abnehmen m. Körper, Geist & Seele"

Der Smoothie-Guide ... ein unterhaltsamer Ratgeber

Xylit: „Das süße Wundermittel"

Der Paleo-Lifestyle: Steinzeitfitness im 21. Jahrhundert

Der Matcha Tee: Das grüne Wunder aus Japan

Das Kokosöl: Das Geheimnis äußerer Schönheit, stabiler Gesundheit und grenzenloser Energie

Die Steinzeit-Diät: In 28 Tagen zum Wohlfühlgewicht

Die Smoothie-Diät: Gesund und lecker abnehmen mit selbstgemachten Smoothies

Kolloidales Silber: Das natürliche Antibiotikum für Mensch, Tier und Pflanze

Moringa Baum: Mehr Gesundheit, mehr Energie und jünger aussehen mit dem Wunderbaum

Die Zistrose: Das Wunderkind unter den Heilpflanzen

Omega 3: Die wiederentdeckte Fettsäure gegen Herz-Kreislauferkrankungen, Alzheimer, Depressionen, Arthrose, ADHS und Entzündungen

4 SuperFoods: Matcha-Tee, Kokosöl, Moringa-Baum, Zistrose (Sammelband 1)

Vitamin D: Das Superhormon gegen Herz-Kreislauferkrankungen, Krebs, Depressionen, Grippe und mehr…

Projekt Diät: Artgerecht zum Wohlfühlgewicht / Sammelband

4 SuperFoods: Vitamin D, Wasser, Gerstengrassaft, Omega 3 (Sammelband 2)

Wasser: Das Lebenselixier für Gesundheit, Vitalität und Wohlbefinden

Das Vitamin K: Das vergessene Vitamin

Der Vitamin D & K Faktor: Der Rundumschutz für chronische Erkrankungen

Krafttraining: Kraft ist die bessere Medizin

Der Detox-Plan: Gesundheit, Lebensenergie und jünger aussehen durch natürliche Entgiftung

Zucker: Die (süße) tödliche Verführung [Fettleibigkeit, ADHS, Herz-Kreislauferkrankungen, Diabetes / WISSEN KOMPAKT]

Kokoswasser: Das Natürliche Elixier des Lebens (Anti-Aging, Entgiftung, Sport, Kokosnuss / WISSEN KOMPAKT)

Die Kokosnuss: Wunderfrucht von den Tropen (Sammelband)

10 Superfoods: Powerfoods für mehr Gesundheit, mehr Lebensenergie und natürliches Anti-Aging

Kakao: Die wundersame Heilkraft der Kakaobohne

Kokosöl: Das Wunder-Öl in der täglichen Praxis

10 Superfoods 2: Powerfoods für mehr Gesundheit, mehr Lebensenergie und natürliches Anti-Aging

10 Superfoods 3: Powerfoods für mehr Gesundheit

Chia-Samen: Wundersamen für mehr Gesundheit und Lebensenergie

Barfuß-Fitness: Wie unsere Füße unsere Gesundheit beeinflussen

Paleo 30: Mehr Wissen, mehr Erfolg (Steinzeiternährung)

Glutathion: Das Entgiftungs- und Anti-Aging Wunder

Die Kaizen-Diät: In kleinen Schritten zum Wohlfühlgewicht

Paleo Fast-Food: 33 Rezepte aus der Steinzeitküche

Paleo 30: Der ultimative Starter-Guide (Sammelband)

Vorsicht SITZEN: Die unterschätzte Gefahr

Ein gesunder Geist steckt in einem gesunden Körper Band 1

Ein gesunder Geist steckt in einem gesunden Körper Band 2

Avocado-Öl: Das wertvolle Pflanzenöl aus der Frucht der Avocado

Krill-Öl: Die neue Generation von Omega-3-Fettsäuren

Die Welt der Öle: Kokosnuss-Öl, Avocado-Öl & Krill-Öl (Sammelband)

Das Tabata-Prinzip: 4-Minuten-Workout für maximale Fitness

10.000 Schritte zum Wohlfühlgewicht: Schritt für Schritt erfolgreich abnehmen

Life Hacks "GESUNDHEIT": 20 präventive Anwendungen für Körper, Geist & Seele

Life Hacks "GESUNDHEIT" 2: 20 präventive An-wendungen für Körper, Geist & Seele

Kurkuma: Das Wundergewürz mit Heilwirkung

OPC: Jung bleiben und alt werden mit dem antioxidativen Wirkstoff aus dem Traubenkern

Camu Camu: Die Vitamin C-reiche Powerfrucht aus den Tropen

MSM: Natürlicher Schwefel gegen chronische Erkrankungen

Vitamin C "Hochdosiert": Das unterschätzte Vitamin in der Ernährungslehre

Superfoods "Regional": Powerfoods vor unserer Haustür

Homepage:

www.meine-superfoods.com

www.my-kindle-ebooks.de

www.smoothie-guide.de

www.xylit-xylitol.com

www.der-paleo-lifestyle.de

Der "STEINZEIT-DIÄT" Online-Kurs:

www.steinzeit-paleo-diaet.de

Ich gebe Ihnen eine Garantie

Mir ist es sehr wichtig, dass Sie aus diesem Buch den größtmöglichen Nutzen ziehen. Sollten Sie dennoch enttäuscht sein und Sie keinerlei Nutzen verzeichnen könnten, dann schreiben Sie mir eine E-Mail und ich erstatte Ihnen ohne Wenn und Aber den Kaufpreis zurück.

In dieser Hinsicht vertraue ich Ihnen als ehrlichem Menschen.

Bitte um ein Feedback

Eine persönliche Bitte:

- Sollte irgendetwas in diesem Buch nicht stimmen.
- Sollte eine Behauptung nicht richtig sein.
- Haben Sie einen Abschnitt/oder ein Kapitel nicht verstanden?
- Haben Sie sich über einen Satz/einen Abschnitt aufgeregt?
- Habe ich irgendwo undeutliche Formulierungen benutzt?

Und ergänzend alles andere…

Dann nehmen Sie mit mir Kontakt auf:

info@my-kindle-ebooks.de

Dieser Weg ist mir lieber, als wenn der Leser dieses Buch mit negativen Gefühlen beschließt.

Berichten Sie mir Ihre persönlichen Erfahrungen mit Kokosöl, ich würde mich über Ihr Feedback freuen…

Rechtliches

Der Autor übernimmt keine juristische Verantwortung und keinerlei Haftung für Schäden, die aus der Benutzung dieses E-Books / Buch entstehen. Außerdem ist der Autor nicht verpflichtet, Folge- oder mittelbare Schäden zu ersetzen. Gewerbliche Kennzeichen- und Schutzrechte bleiben von diesem Titel unberührt.

Das Werk ist einschließlich aller Teile urheberrechtlich geschützt. Das vorliegende Werk dient nur dem privaten Gebrauch. Alle Rechte, auch die der Übersetzung, des Nachdrucks und der Vervielfältigung dieses Titels oder von Teilen daraus, verbleiben beim Autor.

Ohne die schriftliche Einwilligung des Autors darf kein Teil dieses Dokumentes in irgendeiner Form oder auf irgendeine elektronische oder mechanische Weise für irgendeinen Zweck vervielfältigt werden.

Haftungsausschluss/Disclaimer

Der Besuch unserer Seiten kann nicht den Arzt ersetzen. Suchen Sie bei unklaren oder heftigen Beschwerden unbedingt einen Arzt auf! Die Informationen auf unseren Seiten sind vom Autor und Verlag sorgfältig recherchiert und zusammengestellt worden.

Dennoch kann keine Garantie übernommen werden. Die hier dargestellten Informationen dienen nicht Diagnosezwecken oder als Therapieempfehlung. Eine Haftung des Autors und Verlages für Personen-, Sach- und Vermögensschäden durch die Gesundheitstipps und Rezepte auf unseren Seiten wird ausgeschlossen.

Herausgeber:

Michael Iatroudakis
Drewitzer Str. 1
14478 Potsdam
Tel.: Auf Anfrgae
Email: info@my-kindle-ebooks.de